Christine Rank

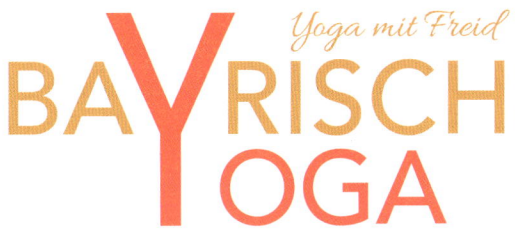

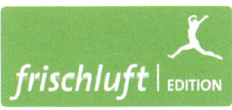

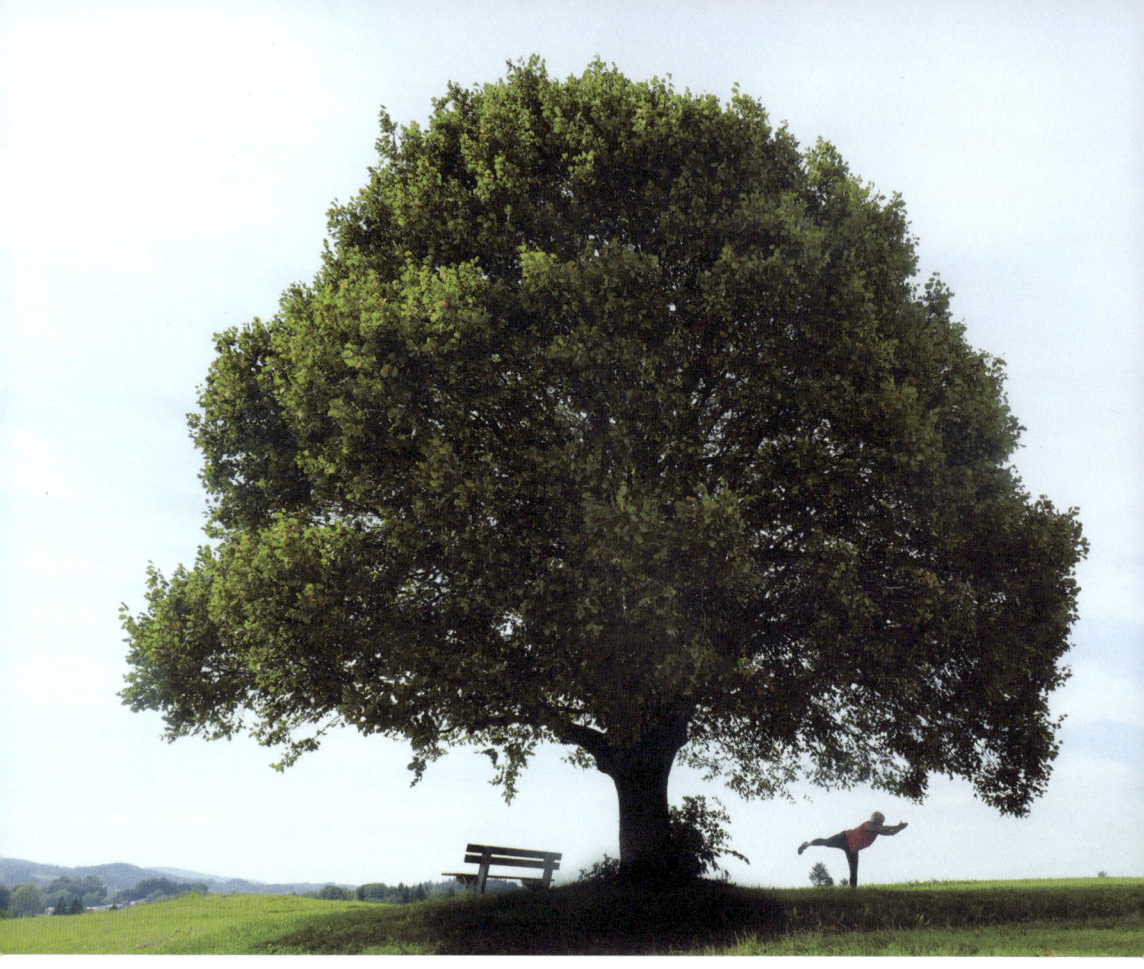

„Yoga, Indien, Bayern ...

... wie reimt sich das z'samm?" – so könnte ein bayerisches Lied auf dieses Buch einstimmen. Was im ersten Moment weit entfernt scheint, liegt in Wirklichkeit ganz nah beieinander.

Die Yoga-Kultur ist ein reiches Erbe aus einer jahrhundertealten indischen Tradition. Im Zentrum stehen sowohl Körperübungen als auch eine geistige Lehre sowie eine Kultur des Stillhaltens und auf sich Besinnens. Yoga ist auch in Bayern schon lange angekommen.

Ziel dieses Buches ist es, das indische Erbe auf unsere heutigen Gegebenheiten zu übertragen und Yoga mit unseren Wurzeln zu verbinden. Bayrisch Yoga als unkomplizierter Einsteig ins Yoga.

Das Bedürfnis nach Augenblicken der Ruhe und des Innehaltens ist heute stärker denn je ausgeprägt. Gerade die bayerische Gemütlichkeit gibt uns dazu immer wieder Gelegenheit. Natürlichkeit und Bodenständigkeit aber auch Regionalität sind Werte, die immer wichtiger werden. Der asiatische Ginseng hat als Heilpflanze durchaus seine Berechtigung – aber wichtiger für uns sollten die heimischen Pflanzen sein, wie z. B. Löwenzahn, Spitzwegerich oder Schafgarbe. Bayern und der Alpenraum bieten eine wahre Schatzkiste an Kräutern und Pflanzen und das Wissen darüber soll auf- und weiterleben.

Dieses Yoga-Buch soll keine Yogastunde ersetzen. Aber es kann helfen, Yoga in den Alltag einfließen zu lassen und somit ein Stückerl Yoga nach Hause zu bringen. Immer wieder kann es eine Anregung sein, Übungen in den Tagesablauf zu integrieren, ob für zehn Minuten oder für eine ganze Stunde. Das ist so, wie wenn man sich auf die Hausbank setzt – da können ein paar Minuten auch schon sehr entspannend sein.

Dieses Buch richtet sich sowohl an jene, die alltagsbedingt nur wenig Zeit zur Verfügung haben, Yoga zu praktizieren, als auch an Geübte oder Yogalehrer, um wieder einmal einen anderen Blickwinkel zu bekommen.

Wer Bayrisch Yoga regelmäßig übt, wird sich nach einer gewissen Zeit so geschmeidig fühlen wie eine echte Bayrisch Creme.

ANFANGSENTSPANNUNG

ATEMÜBUNGEN

KÖRPERÜBUNGEN

BLAUE PISTE

ROTE PISTE

SCHWARZE PISTE

ÜBUNGSREIHEN

Tun & lassen

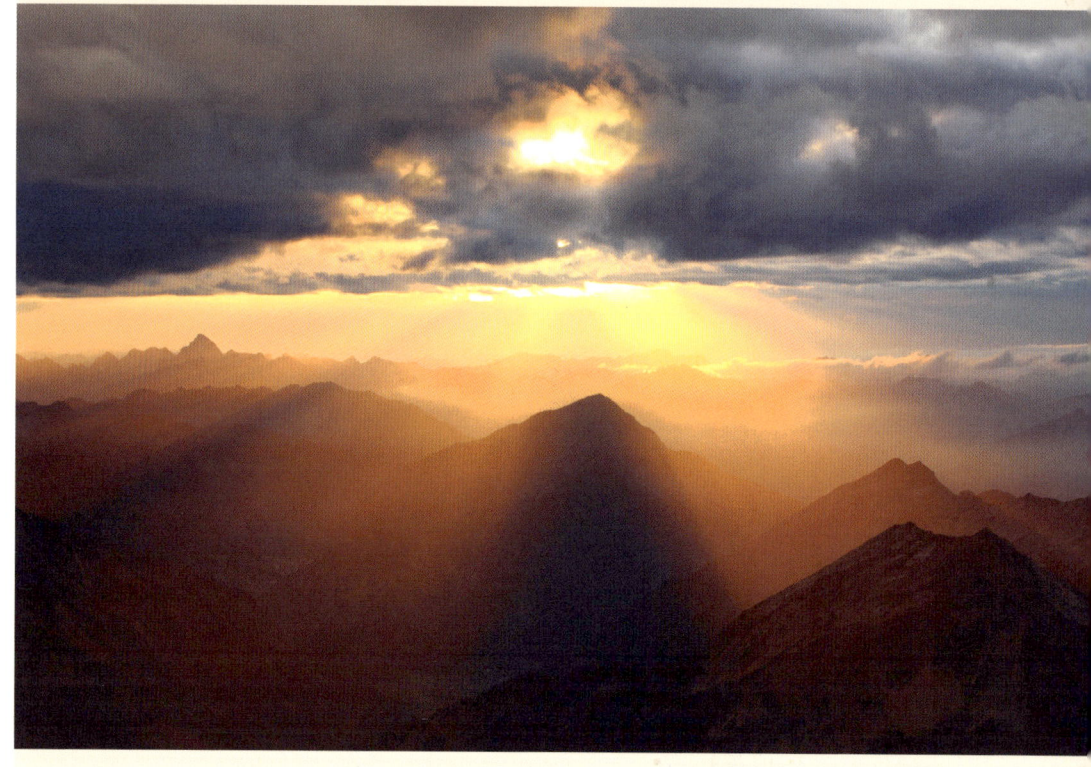

Verbringe jeden Tag einige Zeit mit dir selbst.

Dalai Lama

- Gib dir Zeit: Such dir ein Übungsprogramm aus, das deinem Zeitrahmen entspricht. Zehn Minuten tun auch schon gut!

- Starte immer mit einer Anfangsentspannungsübung.

- Finde den eigenen Rhythmus, einen bestimmten Zeitpunkt (z. B. regelmäßig vor dem Frühstück oder vor dem Schlafengehen).
  Eine gewisse Disziplin gehört dazu – aber eine gemütliche!

- Übe nicht mit vollem Bauch, aber auch nicht mit knurrendem Magen. Die Brotzeit gibt's erst nach dem Yoga!

- Übe so oft wie möglich an der frischen Luft. Bayrisch Yoga passt auf die Blumenwiese, auf Berggipfel, auf die Terrasse oder ans offene Fenster. Lasse die gute bayerische Luft durch die Nase ein- und ausströmen.

- Genieße die Übungen und streiche jeden Leistungsgedanken. Yogaübungen sind immer abhängig von der Tagesform!
  Im Bayrisch Yoga kann man sich einfach fallen lassen, man muss sich nichts beweisen.

- Übe immer mit Freude im Herzen – der rechten Freid –, denn Freude lässt Weite entstehen.

- Entdecke und erlebe dich in den Übungen immer wieder neu. Nimm dich jedes Mal bewusst wahr und setze dich auch mit altbekannten Übungen immer wieder neu auseinander. Dann wirst du mit den Yogaübungen die unermessliche Fülle des wahren Selbst erleben.

Verwöhnen

Sich selbst verwöhnen – wie geht denn das?

Im Verwöhnen steckt die Wohnung. Gestalte die Wohnung deiner Seele, deines Körpers, lichtdurchflutend, spannungsfrei und mit bunten Gedankenbildern.

Achte darauf, dass dein Innenleben griabig* ist: Dort jederzeit ein Platzerl ist, wo du a echte Freid** erleben kannst. Für diese Freid brauchst du kein Geld – und wegnehmen kann sie dir auch niemand. Das Materielle ist vergänglich – die Freid bleibt.

Wenn du etwas im Außen nicht ändern kannst, dann ändere deine innere Einstellung dazu.

Jeder hat ein Recht, glücklich zu sein.

Denke daran: Dein Körper ist deine Wohnung und dein Werkzeug, mit dem du deine Lebenserfahrungen machst. Darum: Halte ihn sauber, bringe ihn auf Vordermann – yogle jeden Tag!

Verwöhne deinen Körper, damit er nicht verwohnt wird.

Halte inne, um Halt zu finden. Halt in deiner inneren Wohnung, in deinem Innern. Das innere Haus zu pflegen heißt, sich Gutes zu tun.

* gemütlich
** eine echte Freude

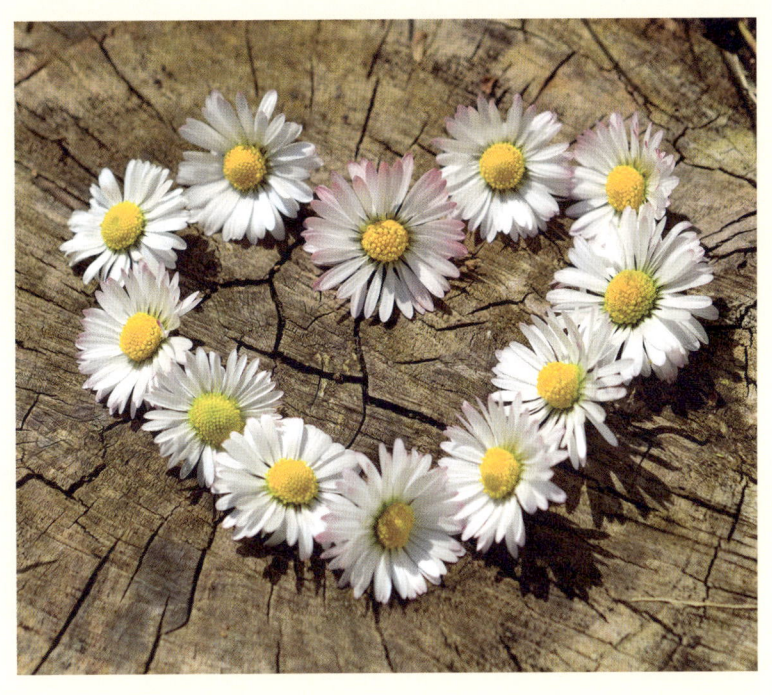

Leb dein Leben mit Freude, dass
es dich glücklich macht.
Das steht dir zu.

Angelika

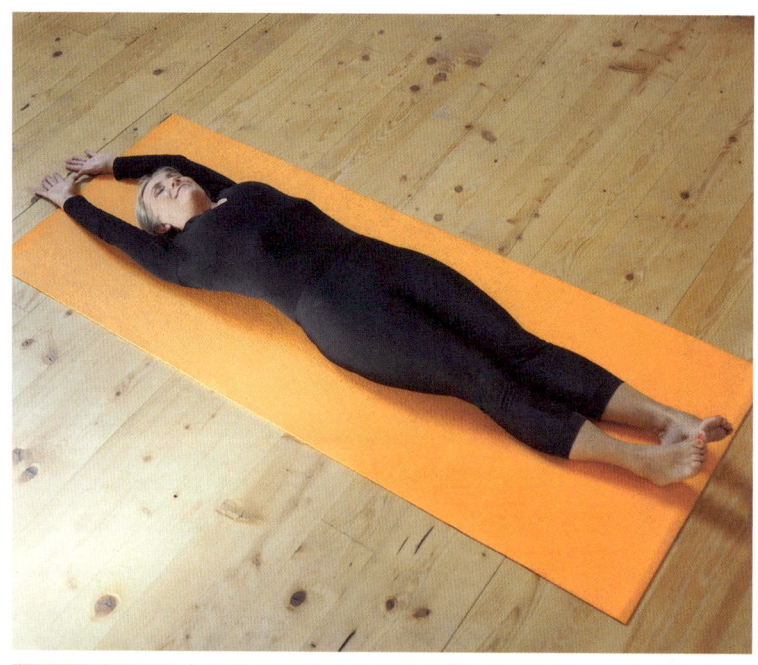

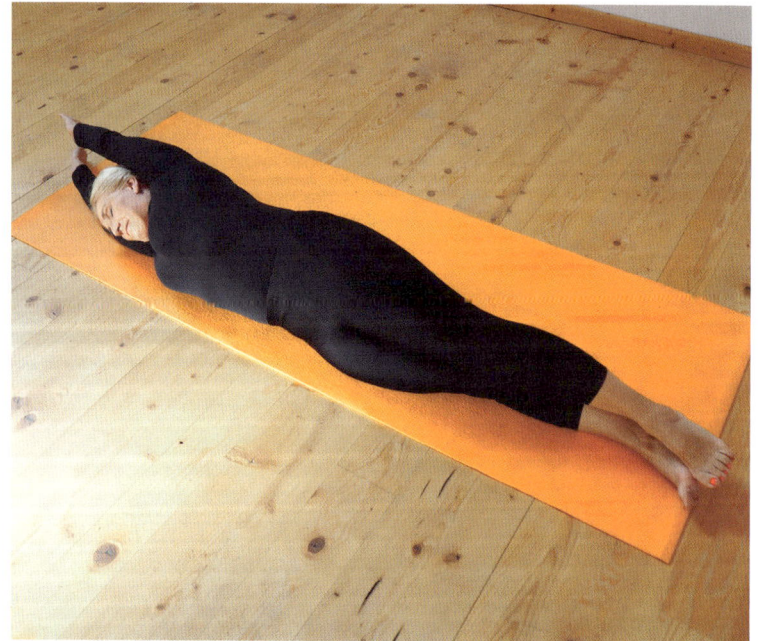

Baamstamm roin*

- erleichtert das Abschalten
- entlastet die Bandscheiben
- weckt kinderleichte Erinnerungen

Lege dich mit gestreckten Beinen auf den Rücken, die Arme sind über den Kopf nach hinten abgelegt.

Kippe dein Becken nach vorne, sodass die Lendenwirbel den Boden berühren. Das Kinn zeigt Richtung Brustbein.

Verwandle dich mit der Einatmung in einen kräftigen Baumstamm, indem du von der Mitte aus in die Länge wächst, bis du beim Ausatmen wieder loslässt. Nach drei bis fünf solcher Atemzüge sollte sich ein angenehmes Gefühl des Gestrecktseins einstellen.

Rolle dann von einer Seite zur anderen – bei genügend Platz auch bis zur Bauchlage und wieder zurück.

Empfohlen
5 – 10 Mal
hin- und herrollen

Obacht**
Bei Problemen
im Lendenwirbel-
bereich nur mit
leicht angewinkelten
Beinen rollen
bzw. liegen!

* Baumstamm rollen
** Vorsicht

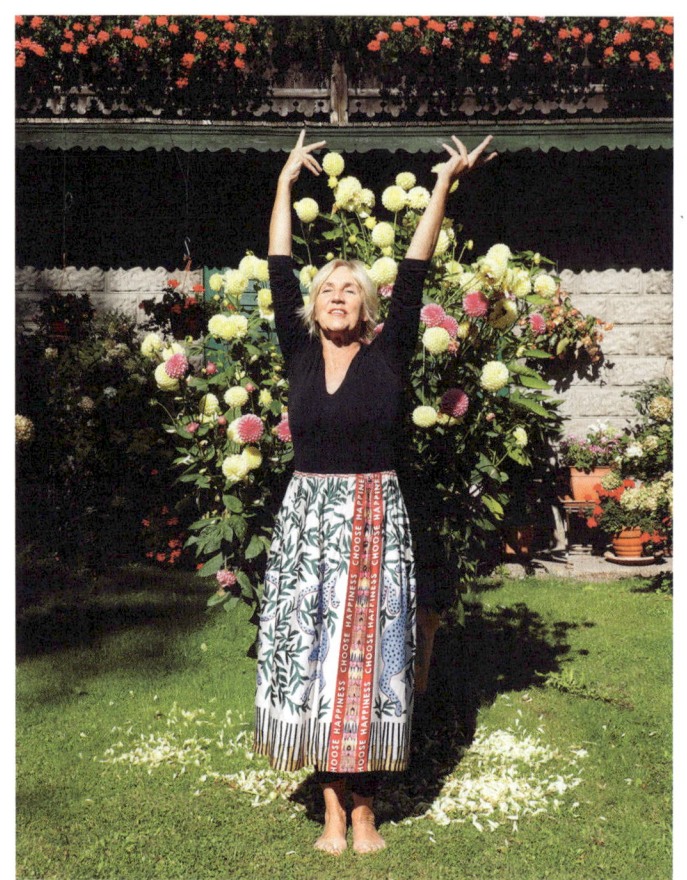

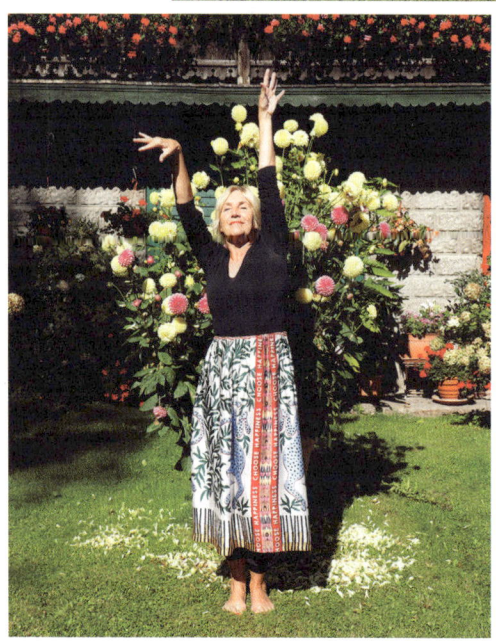

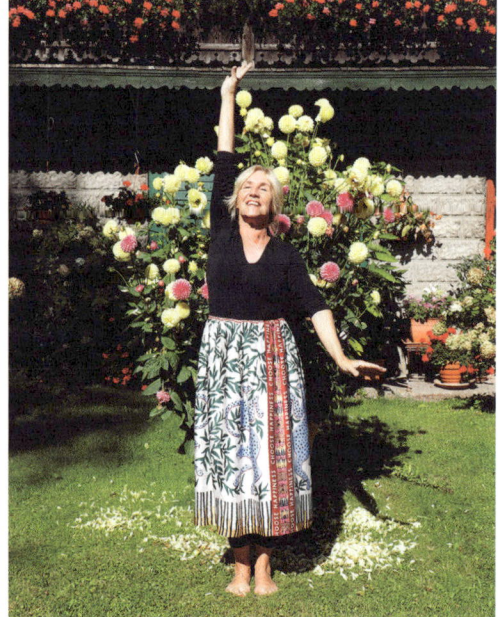

Flamenco-Übung

- erleichtert längeres Sitzen
- ist wohltuend für den Brustbereich
- schafft Erleichterung bei Schulterbeschwerden

Stehe aufrecht, schließe die Augen und strecke die Arme nach oben. Bewege Arme und Hände abwechselnd spiralförmig in die Höhe. Lass deiner Fantasie dabei freien Lauf und denke an Flamenco, heiße Rhythmen, Sonne und was immer dir sonst noch in den Sinn kommt.

Du kannst die Übung auch auf einem Stuhl machen. Rücke dabei so weit nach vorne, dass du die Sitzhöcker gut spüren kannst. Dann setzt ein natürlicher Aufrichteimpuls ein.

Empfohlen
3 Minuten

Obacht
Versuche, Atmung und Bewegung in Einklang zu bringen!

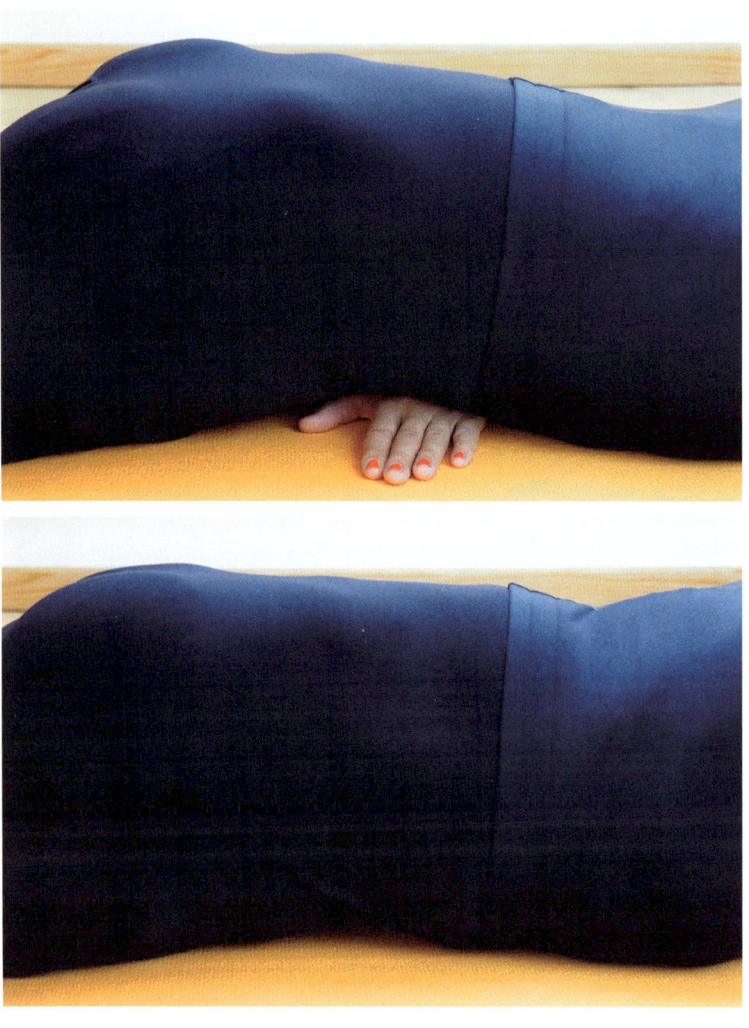

Gummibandl*-Übung

- belebt die Wirbelsäule
- macht müde Arme munter

Lege dich auf den Rücken, die Arme ausgestreckt hinter dem Kopf.

Winkle die Beine an und ziehe das Kinn sanft in Richtung Brustbein.

Lass die Füße langsam nach unten ausgleiten, und beachte dabei, dass der untere Rücken (Lendenwirbel, Kreuzbeinbereich) am Boden bleibt. Sollte dir das nicht möglich sein, lasse die Beine leicht angewinkelt.

Schließe deine Augen.

Dehne mit der Einatmung deine Arme und Beine wie bei einem Gummibandl von der Mitte aus sanft in die Länge und lasse mit der Ausatmung wieder los.

Bewege dich wie ein Gummibandl, das sich immer wieder ein Stück mehr verlängern lässt.

Empfohlen
Mindestens 6 Mal

Obacht
Vergewissere dich vor der Dehnung, dass die Lendenwirbel am Boden sind!

Bei kaltem Rücken ist besondere Vorsicht geboten.

Extratipp
Diese Übung lässt sich wunderbar in den Alltag einbauen: Nach einem Bad oder einer heißen Dusche ist dein inneres Gummibandl besonders elastisch.

*Gummiband

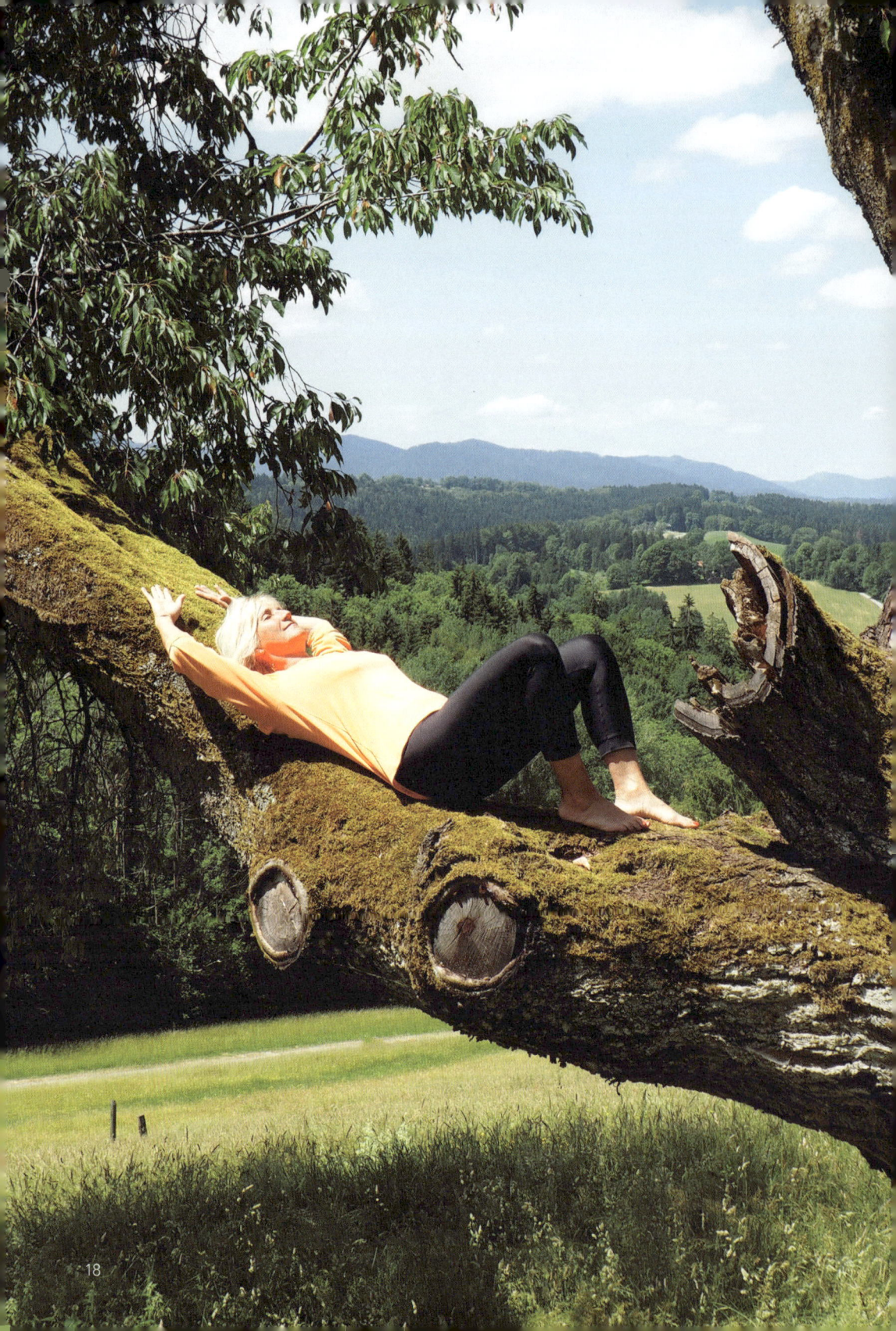

Kreiz-Faulenzen*

- entspannt deine Wirbelsäule
- bringt dich an deinen Traumort
- öffnet das Herz

Lege dich auf den Rücken und winkle die Beine an. Ziehe die Arme in die Länge und lege sie hinter dem Kopf ab. Schließe die Augen in der Vorstellung, du liegst in einer Blumenwiese. Keine Termine – keiner will was von dir.

Lass den Rücken mit jeder Ausatmung tiefer in den Boden einsinken.

Empfohlen
Bevor du einschläfst oder komplett wegträumst, strecke und räkle dich und beginne entspannt deine Übungsreihe.

Obacht
Rückfahrt nicht verpassen!

Extratipp
Beim nächsten Urlaub ganz bewusst und aufmerksam Geräusche, Gerüche und die Sonne spüren und dieses Eindrücke mit nach Hause nehmen. Und dann bei dieser Übung die Erinnerung aufleben lassen.

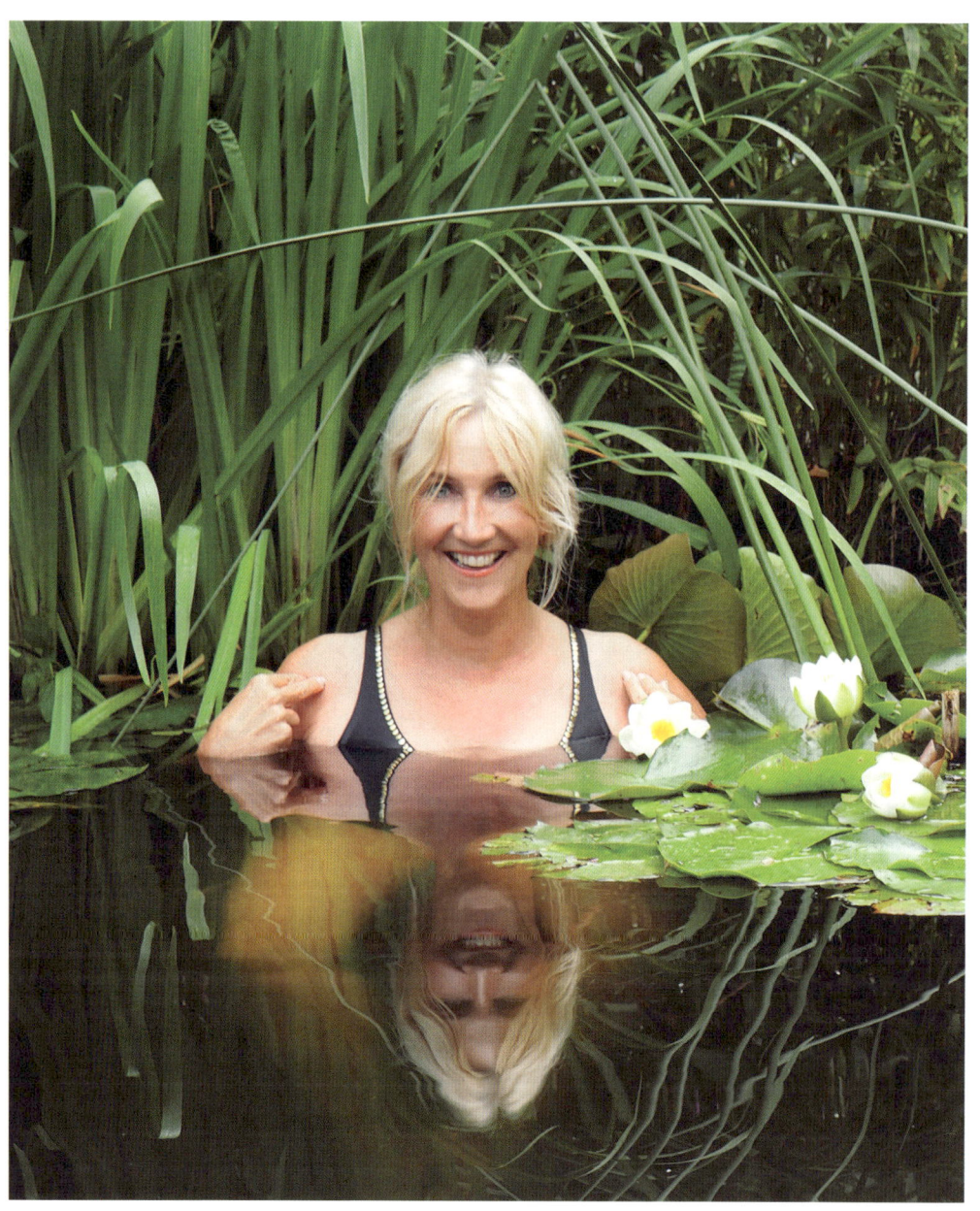

Seerose

- zaubert ein Lächeln ins Gesicht
- baut Spannung im Nacken-Schulterbereich ab

Setze dich mit einer Sitzhilfe (Keilkissen oder zusammengerollte Decke) aufrecht im Schneidersitz auf den Boden.

Schaukle mit den Hüften so, dass du deine Sitzhöcker gut spürst. Schließe dabei die Augen und stell dir vor, wie du über die Sitzhöcker bei jeder Atemwelle tiefer im Seegrund wurzelst. Deine Wirbelsäule wird dabei zum Stängel, den das Wasser komplett umgibt und sanft hin und her schaukelt.

Stupse mit Mittel- und Zeigefinger deine Schultern zurück, sodass dein Kopf als Seerosenblüte schwerelos auf der Wasseroberfläche schwimmen kann. Bewege den Kopf sanft hin und her.

Du ruhst als Seerose im Teich. Die Sonne scheint und der Himmel spiegelt sich im Wasser. Die Blüte öffnet sich dem Licht.

Empfohlen
Solange die Blüte angenehm im Wasser schweben kann.

Obacht
Achte immer wieder darauf, dass die Schultern locker bleiben und nicht nach oben gezogen werden.

Extratipp
Schau am Teich oder See mal in aller Ruhe den Seerosen zu, wie sie sich auf der Wasseroberfläche wiegen.

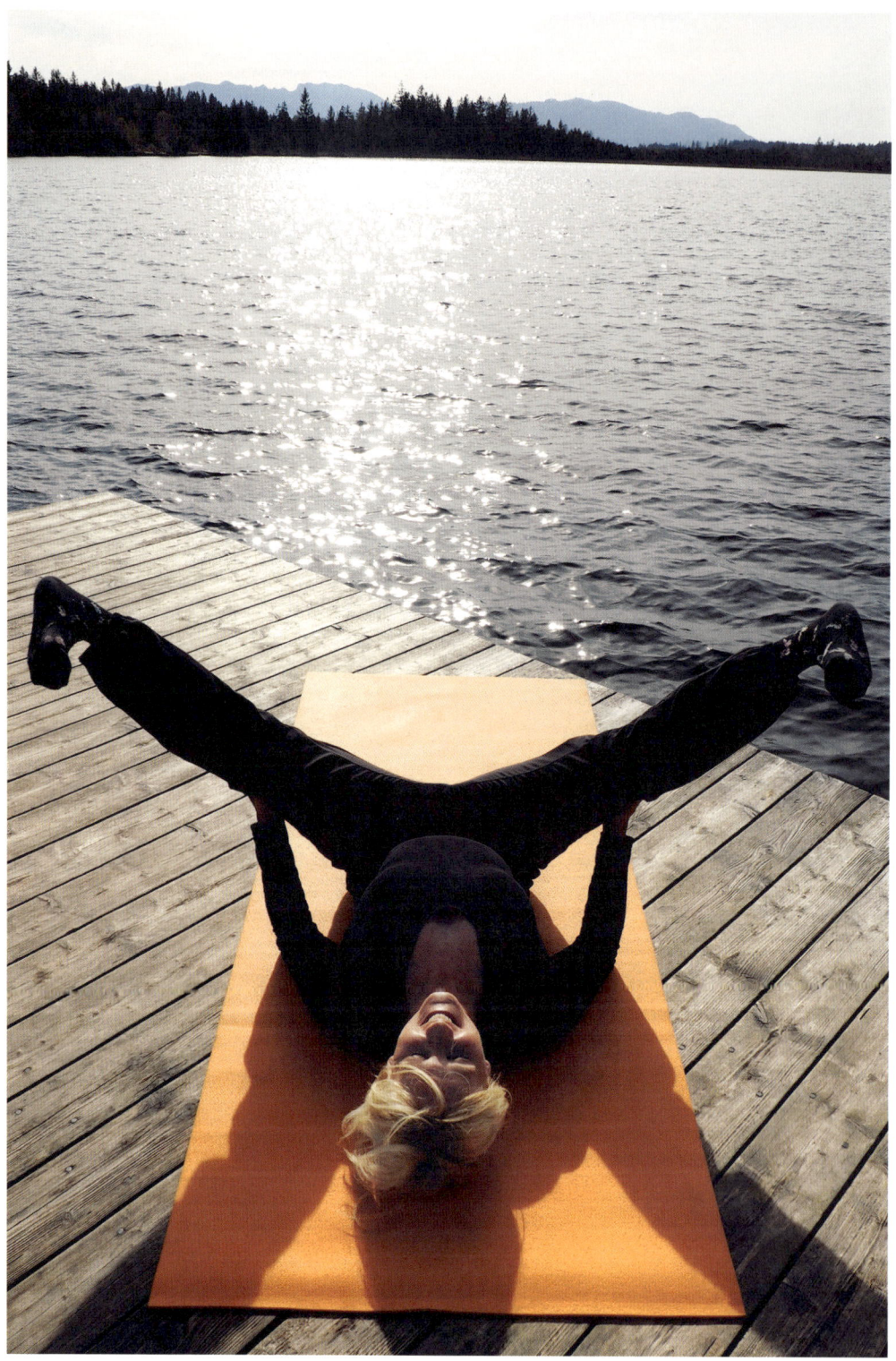

Steg-Plansch-Übung

- macht müde Beine munter
- erleichtert das „Runterkommen"
- entlastet die Knie

Lege dich mit angewinkelten Beinen auf den Rücken. Das Kinn zeigt Richtung Brustbein.

Greife mit den Händen in die Kniekehlen und lasse dabei die Beine bequem auseinander fallen. Ziehe mit der nächsten Ausatmung spielerisch die ange-winkelten Beine zum Brustbereich, bis du das Gefühl hast, dass dein Rücken gut eingebettet ist. Stütze die Ellenbogen am Boden ab.

Stelle dir mit geschlossenen Augen vor, dass du an einem Holzsteg sitzt und den weiten Blick über das Wasser genießt.

Mit der Einatmung streckst du die Beine nach oben, sodass sie in deiner Vorstellung über dem Wasser schweben, und mit der Ausatmung lässt du die Bei-ne wieder locker, sodass die Füße in der Vorstellung planschend ins Wasser tauchen.

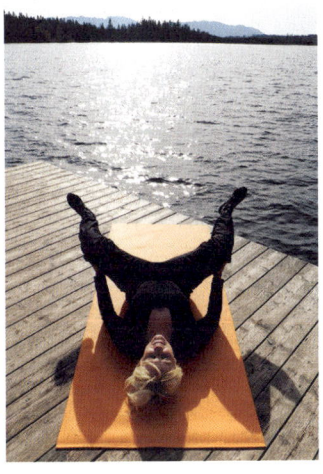

Empfohlen
Solangst a Freid host.*

Obacht
Achte darauf, dass deine Ellenbogen am Boden bleiben und das Kinn Richtung Brust zeigt.

---

* Solange du Freude daran hast.

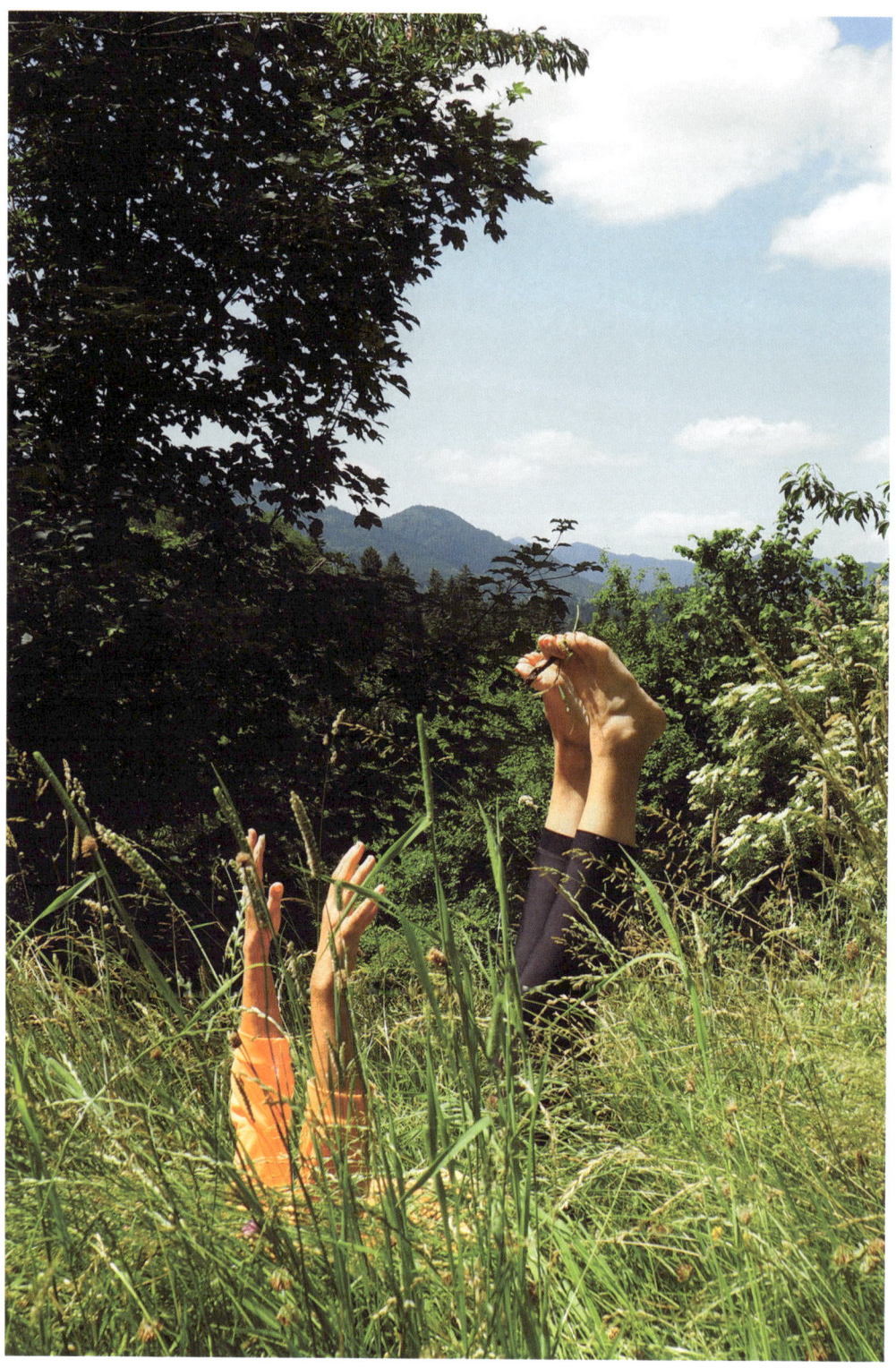

Zittergras

- schenkt neue Energie und Vitalität
- regt den Kreislauf an
- macht müde Beine munter
- mildert Krampfaderbeschwerden
- verbessert den Atemfluss

Lege dich auf den Rücken und strecke beide Beine senkrecht in den Himmel.

Lockere mit kreisförmigen Bewegungen deine Fuß- und Handgelenke, und zwar abwechselnd im und gegen den Uhrzeigersinn.

Schüttle Arme und Beine – immer noch senkrecht nach oben gestreckt – mit einem leisen Summen durch. Halte mit der Einatmung Arme und Beine wieder still nach oben und schüttle sie zum Ausatmen wieder summend durch.

Stelle danach die Beine ab, strecke die Arme nach hinten und spüre nach. Tauche ein in den satten Wiesenduft und genieße die zittrige, kribbelige Lebendigkeit mit einem Lächeln.

Empfohlen
Wechsle drei Atemwellen so ab.

Obacht
Der Nacken soll gestreckt sein und das Kinn Richtung Brustbein ziehen.

Extratipp
Kreisende Bewegungen ohne Belastung fördern die Bildung von Gelenkflüssigkeit. Das Zittergras ist also eine optimale Übung nach starken Belastungen wie langem Stehen oder einer Bergtour.

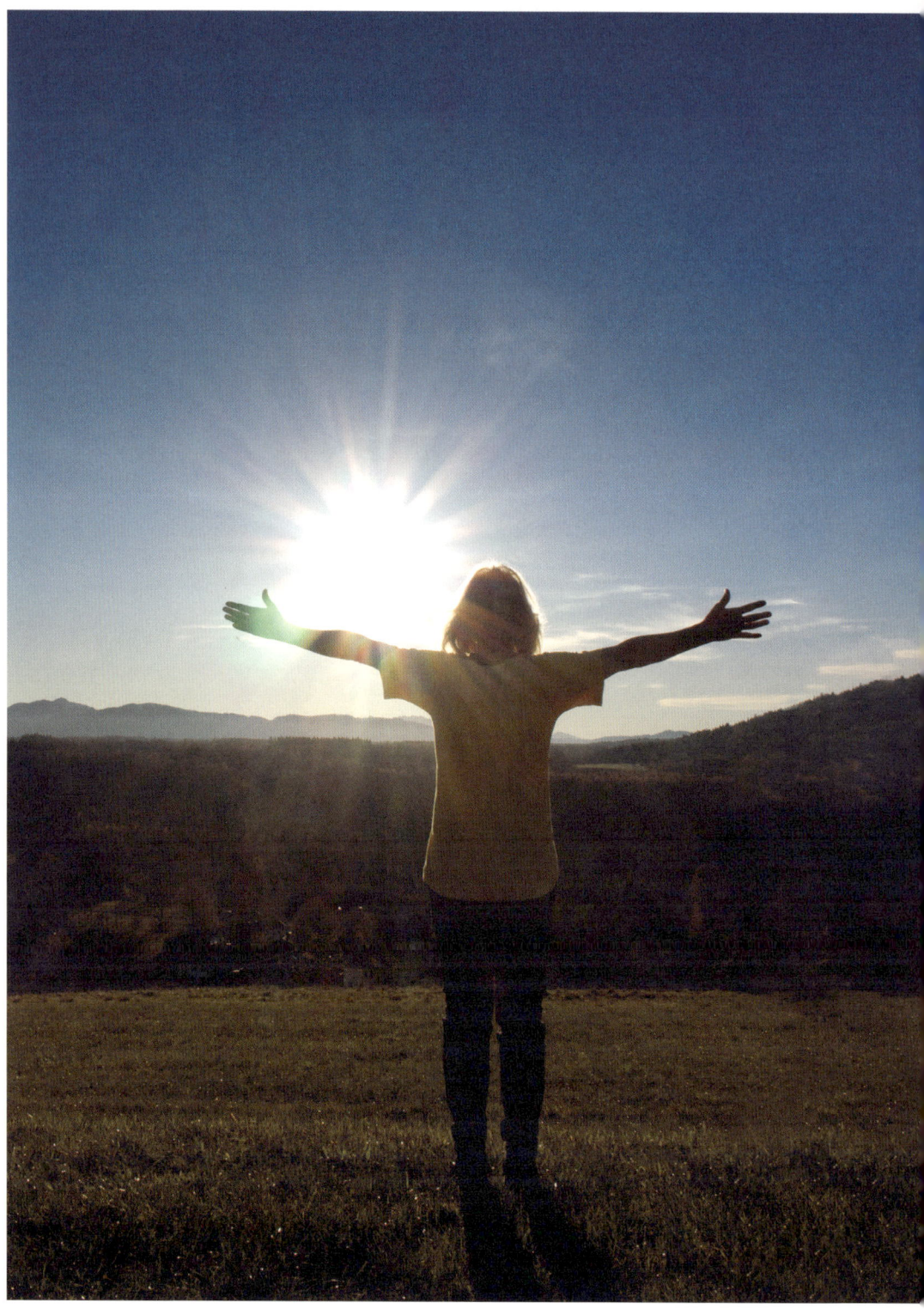

Atmen ...

Eine tiefe, freie und gleichmäßige Atmung versorgt unseren Körper mit ausreichend Sauerstoff und kann körperliche sowie geistige Spannungen lösen. Wer richtig atmet, nimmt nicht einfach nur Sauerstoff auf, sondern ein Lebenselixier. Bei den Indern wird es Prana genannt, bei den Chinesen Qi und wir in Bayern spüren es als unbeschreibliche Freid.

Das Tor zum Einströmen der Atemwellen ist die Nase. Sie ist mit Flimmerhärchen ausgekleidet, die wie Bürstenhaare Staub und kleine Insekten fernhalten und kalte Luft erwärmen.

Die Nase ist ein Riechorgan. Düfte oder auch angenehme Gerüche – wie die bayerische Bergluft, der satte Waldgeruch oder die Frische am See – beleben das Gemüt. Wie benebelt fühlt man sich doch mit Schnupfen, wenn das Tor der Atmung versperrt ist.

Der bayerische Liedermacher Konstantin Wecker singt: „Wer nicht genießt, ist ungenießbar." Das Genießen fängt mit dem Atmen durch die Nase an. Probiere es aus: Kannst du beim Atmen durch den Mund genießen?

... im Rhythmus

Mit dem ersten Atemzug beginnt das Leben eines Neugeborenen. Mit dem berühmten ersten Schrei startet der Rhythmus vom Ein- und Ausatmen.

Die Atmung ist die Verbindung zwischen Außen- und Innenwelt.

Mit einer tiefen und langsamen Ausatmung kannst du loslassen und abgeben – und zwar nicht nur CO_2, sondern auch Müdigkeit, Unruhe und andere Störenfriede. Danach ist Platz, um wieder frische, tiefe Energie mit Heiterkeit, also mit Freid aufzunehmen. Dazwischen darf man sich ruhig eine Rast am Gipfel gönnen und den Blick ins Tal genießen – also zwischen Aus- und Einatmen in der sogenannten Atemleere innehalten, bevor der Einatem von selbst wieder strömt.

Dieser Rhythmus bestimmt unser Leben – wie Tag und Nacht, Leben und Tod, Licht und Dunkelheit.

Ruhiges, gleichmäßiges und freies Atmen beeinflusst unser Seelenleben positiv.

Nach der indischen Philosophie bringt der Mensch bei jeder Verkörperung eine bestimmte Zahl von Atemzügen mit*. Wer rasch und hastig atmet, stirbt demnach früher, weil er nicht mehr Atemzüge nehmen kann, als für ihn bestimmt sind und sein Atemkonto schnell verbraucht sein wird. Wer dagegen ruhig und friedlich lebt und langsam atmet, wird ein langes irdisches Leben haben. Eine gemächliche Schildkrote kann über 100 Jahre alt werden – ein herumspringender Affe dagegen nur 40.

... beim Singen

Wer singt, atmet automatisch tiefer. Wie oft gönnt man sich das schon – einfach mal eine halbe Stunde voller Freude zu singen!? Als Kind durfte ich mei-

* Quelle: Selvarajan Yesudian: „Sport und Yoga"

nen freien Atem beim Wandern und Bergsteigen schon früh erleben und genießen, und das meistens schmetternd: „Das Wandern ist des Müllers Lust!" Spielerisch und mit Freude habe ich so den weiten und oft steilen Weg geschafft. Für diese Erfahrung bin ich bis heute sehr dankbar. Genau wie für jene beim Achterbahn fahren: Auch da hat mir die Atmung geholfen, wenn vor der steilen rasanten Abfahrt das mulmige Gefühl im Magen schon da war und sich durch tiefes Einatmen einfach wegatmen ließ.

Je freier du atmest,
je freier lebst du.

Frei nach Theodor Fontane

Anatomie des Atmens

Zwerchfell

Der wichtigste Atemmuskel ist das Zwerchfell, eine große Muskelsehnenplatte, welche die Bauchorgane von den Brustorganen trennt. Durch die Bauchatmung werden die Bauchorgane regelmäßig massiert. Das Zwerchfell wird aktiv, wenn man in den Bauch atmet, und das darf man auch sehen: also raus mit dem Bauch beim Atmen! Das geht nur, wenn genügend Bewegungsspielraum vorhanden ist und der Bauch nicht durch enge Kleidung eingezwängt wird. Gott sei Dank ist die Zeit der engen Korsetts vorbei!

Atemhilfsmuskulatur

Neben dem Zwerchfell ist auch die Atemhilfsmuskulatur an der Atmung beteiligt, also die Muskeln zwischen den Rippen, an der Brust, am Bauch und sogar der sogenannte Hustenmuskel am Rücken. Was macht man instinktiv, wenn man beim Sport oder wegen Asthma außer Atem ist? Man stützt sich mit aufrechtem Oberkörper an den Oberschenkeln ab, um den Brustkorb und die aufrechte Wirbelsäule zu stabilisieren. Dadurch wird die Atemhilfsmuskulatur aktiviert.

Haut

Unsere „zweite Lunge" ist übrigens die Haut. Jeder Reiz auf unserer Haut, z. B. Kälte oder Wärme, wirkt sich auf den Rhythmus der Atmung aus. In der Badewanne kann oft unbewusst und wohlig eine vollständige Yogaatmung entstehen.

Yogaatmung

Eine tiefe und ruhige Atmung ist Grundlage aller Yogaübungen in diesem Buch. In diesem Sinne sind alle Übungen des Bayrisch Yoga zugleich Atemübungen!

Trotzdem sind im Folgenden einige spezielle Atemübungen beschrieben, welche die Übungsreihen abrunden und auch einzeln jederzeit bei Bedarf durchgeführt werden können.

Lasse den Atem beim Üben immer frei in das Innere bis in die tiefsten Zellen strömen und gib ihn danach ruhig und entspannt nach außen ab.

Beim Üben im Bayrisch Yoga geht es nicht darum, die Atmung mit Technik zu schulen. Der Atem wird uns geschenkt! Der Atemfluss ist natürlich gesteuert. Oft wird er dann erst zum Problem oder kommt aus dem Rhythmus, wenn er zu sehr zum Thema gemacht wird.

Die „vollständige Yogaatmung" besteht aus drei Abschnitten, von der Bauchatmung zur mittleren Atmung (Rippenbögen weiten) und von da zur oberen Atmung (Lungenspitzen bis Schlüsselbein) und wird aufrecht sitzend durchgeführt.

Auf „guad boarisch" erklärt, ist es einfach: Geht's schwimmen – dann kimmt's von alloa*! Durch die Armbewegung mit geschlossenem Mund kommt die vollständige Yogaatmung in Fluss.

---

* kommt es von alleine!

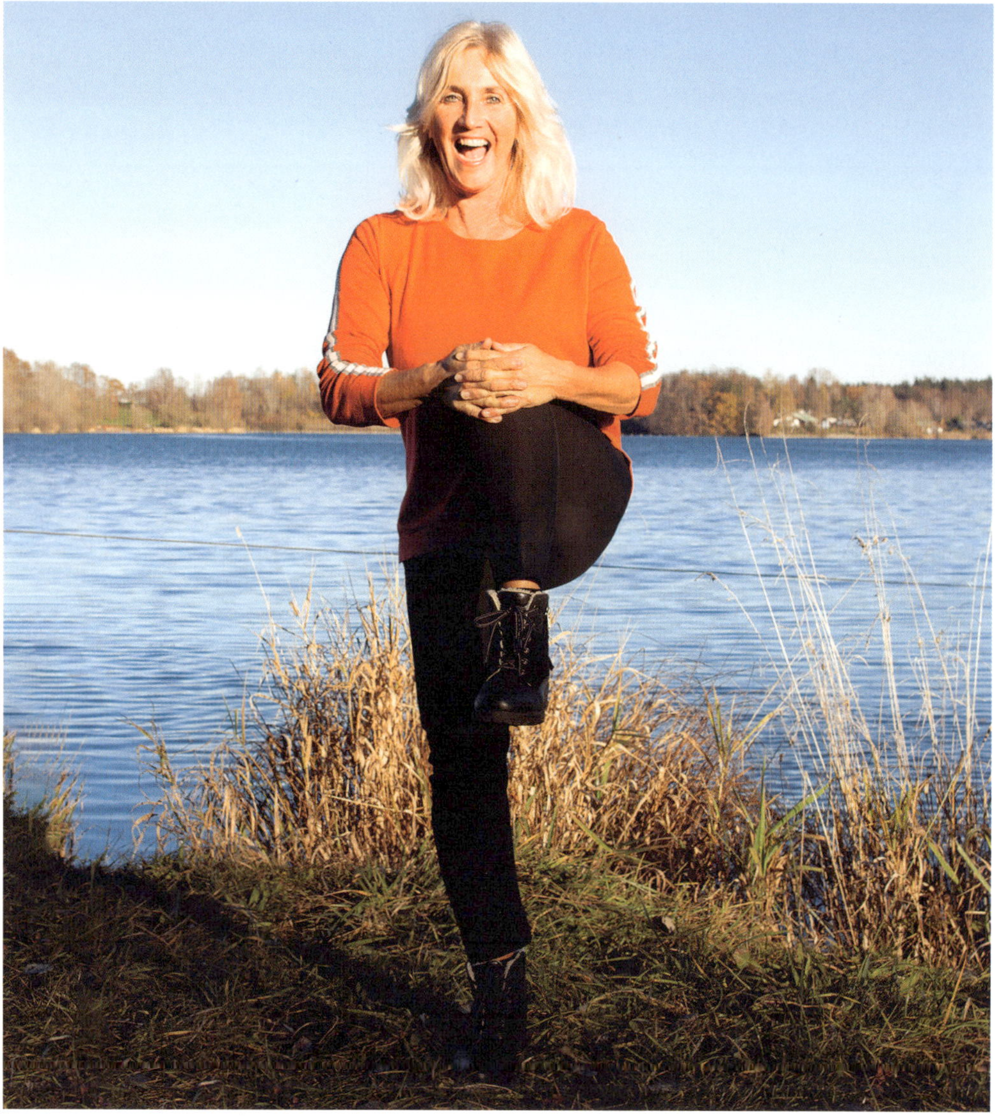

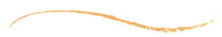

Extratipps

Öffne unbedingt das Fenster, um die ausgestoßene schlechte
Energie wirklich loszuwerden. Im äußersten Fall empfiehlt es sich,
danach mit Lavendel zu räuchern.

Die Ha-Atmung kann auch als Partnerübung durchgeführt werden.
Dabei stehen sich beide gegenüber, sehen sich in die Augen und stoßen
im gleichen Rhythmus immer wieder kraftvoll „Ha" aus.

Ha-Atmung

- belebt und kräftigt die Lungen
- öffnet das Herz
- stärkt das Selbstbewusstsein
- baut Stress ab

Stelle dich gerade hin, verteile das Gewicht gleichmäßig auf beide Füße und kippe das Becken nach vorne. Strecke dich mit geschlossenen Augen von der Mitte. Nimm die Arme zum Himmel, lass die Füße wurzeln und strecke dabei die Zehen.

Spüre, was du gerne abgeben, ausstoßen oder loswerden möchtest (z.B. Ärger, Einengung, Müdigkeit).

Atme entspannt und langsam ein. Hebe das angewinkelte Bein, umfasse dann mit beiden Händen ein Knie und ziehe es zur Brust. Dabei atmest du mit einem kräftigen „Ha" stoßartig aus. Nach dem Einatmen wiederholst du das Ganze mit dem anderen Knie und findest in deinen Rhythmus. Es kann sehr befreiend auf dein Herz wirken.

Empfohlen
bis zu 5 Mal
auf jeder Seite

Obacht
Die Übung ist sehr abhängig von der Tagesform!

Finde deinen eigenen Rhythmus. Wenn du traurig bist, wird das „Ha" eher langsam und leise kommen, bei Ärger wahrscheinlich schneller und lauter. Führe es so aus, wie du dich im Moment damit wohlfühlst.

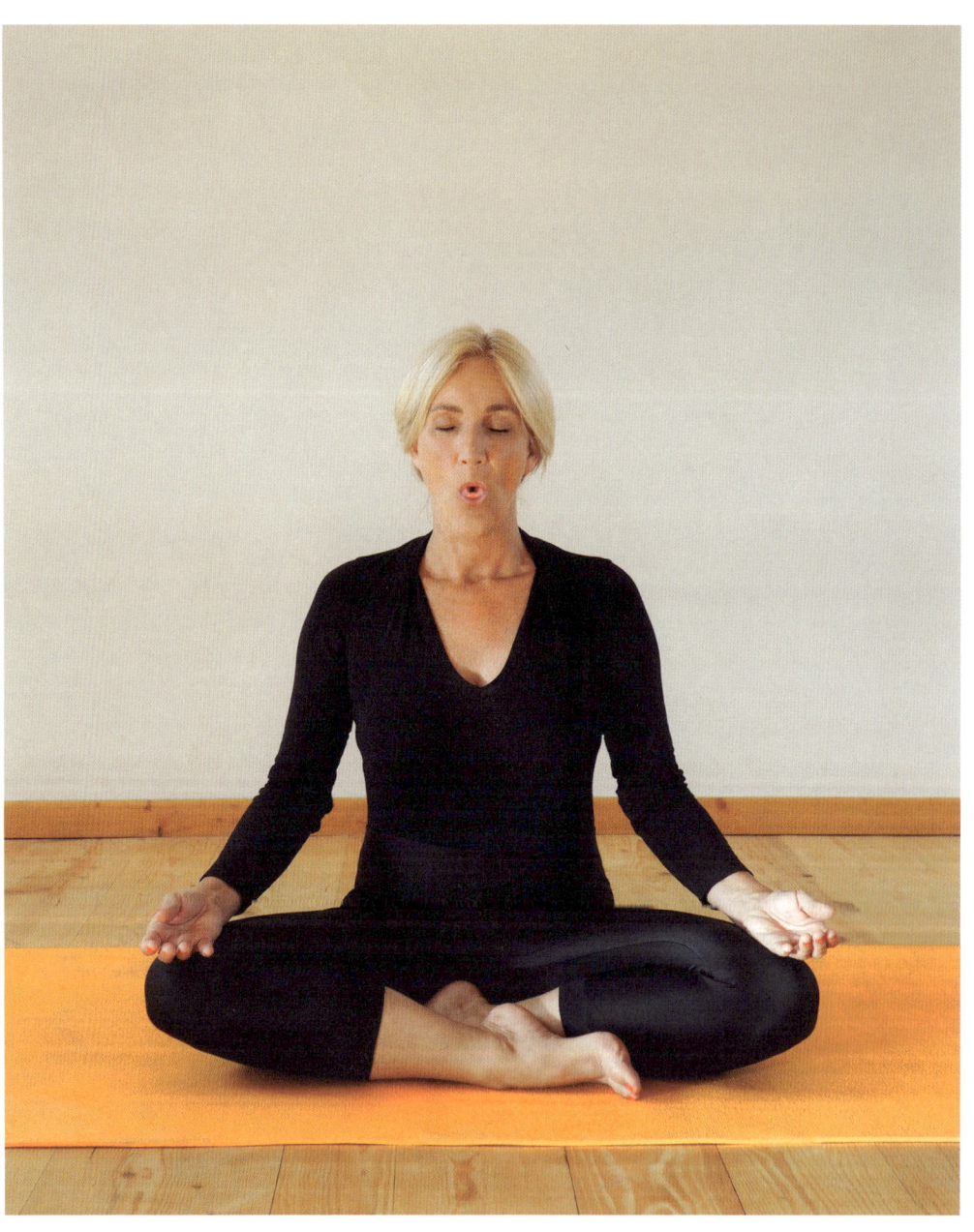

Kühlende Atmung

- schenkt Frische an heißen Sommertagen
- hilft gegen Aufregung
- lässt uns einen kühlen Kopf bewahren

Kann im Liegen, Sitzen oder Stehen durchgeführt werden.

Schließe die Augen und strecke zuerst die Zunge so weit wie möglich heraus. Atme sanft durch die Nase ein und aus. Nimm die Zunge wieder in den Mund und singe, solange es mit einem Atemzug möglich ist, das „Rrrr" in einer dir angenehmen Tonhöhe.

Rolle dann die Zunge so ein, wie wenn du heiße Suppe schlürfen würdest. Strecke die gerollte Zunge weit heraus. Atme durch die Zungenrinne tief ein und durch die Nase wieder aus.

Empfohlen
5 – 10 Mal

Obacht
Wer seine Zunge
nicht einrollen kann,
kann stattdessen
durch gespitzte Lippen
einatmen.

Extratipp
Bei heißen Temperaturen erfrischt auch gekühlter
Pfefferminztee oder ein Minze-Blatt auf der Zunge.

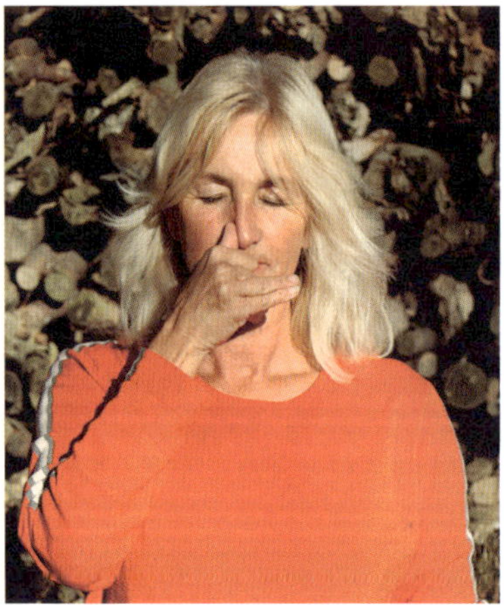

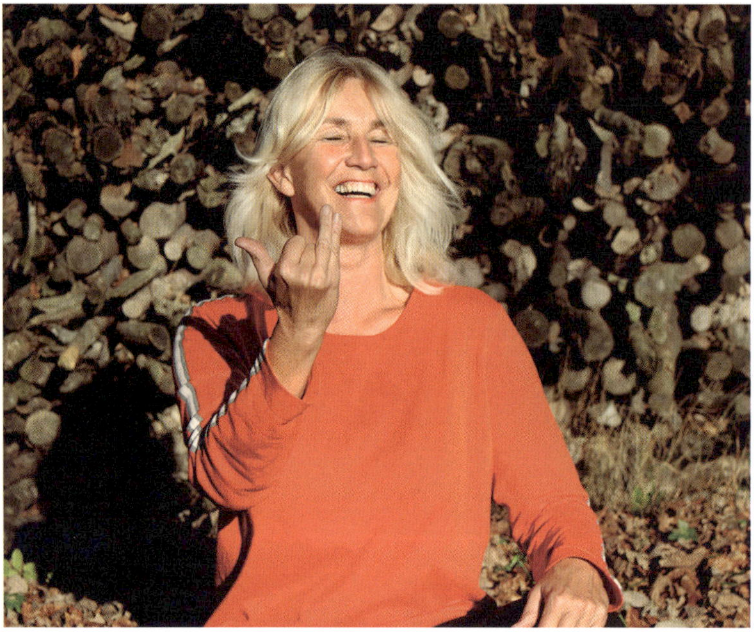

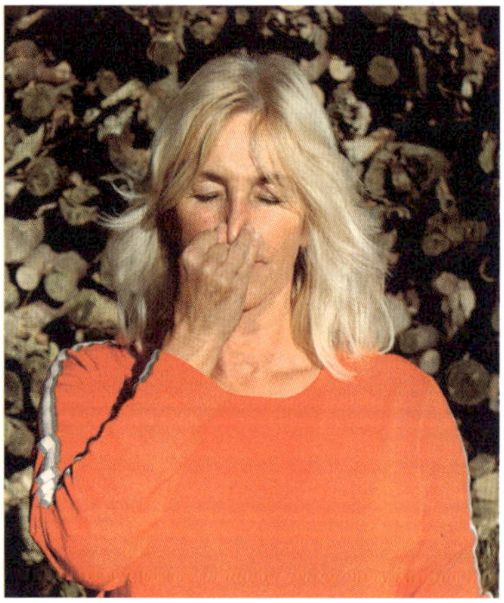

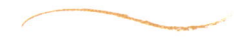

Extratipp

Um die Nase zum Beispiel bei starkem Pollenflug oder in Schnupfenzeiten besonders zu verwöhnen, empfiehlt es sich, vor der Übung zu inhalieren, zum Beispiel mit Salbei, Kamille oder Meersalz.

Wahlweise kurze Version

Atme fließend über beide Nasengänge aus und ein. Verschließe dann mit dem rechten Daumen das rechte Nasenloch und atme links aus und wieder ein. Verschließe dann das linke Nasenloch und atme rechts aus und wieder ein.

Wechselseitige Lichtatmung

- weckt auf und macht vital
- verbessert die Konzentration
- beugt Stirnfalten vor (also am besten schon in jungen Jahren damit beginnen!)

Setze dich aufrecht auf einen Stuhl oder eine Sitzhilfe.

Halte dein rechtes Nasenloch mit dem Daumen zu. Schließe die Augen und stelle dir vor, dass mit der Atmung ein belebender Sonnenstrom durch das linke Nasenloch ein- und ausströmt. Konzentriere dich dabei auf den Punkt zwischen den Augenbrauen.

Löse den Daumen nach einer Weile, verschließe dann das linke Nasenloch mit dem Ringfinger und dem kleinen Finger. Lass den Sonnenstrom jetzt durch das rechte Nasenloch sanft ein- und ausströmen. Die Konzentration bleibt während der Atemwellen bei dem Punkt zwischen den Augenbrauen. Stelle dir dabei vor, dass die Sonne zwischen deinen Augen strahlt.

Verschließe wieder das rechte Nasenloch mit dem Daumen und wechsle mit den Atemwellen hin und her.

Halte den Sonnenstrom nach der Einatmung jeweils für ein paar Sekunden an, bevor du die Luft wieder ausströmen lässt.

Empfohlen

Bis zu 5 Mal mit jedem Nasenloch – solange dein rechter Arm nicht ermüdet. Wenn er doch zu ermüden beginnt, senke ihn und lege beide Handrücken auf den Oberschenkeln ab. Bade noch eine Weile in Licht und Sonne.

Obacht

Finde deinen eigenen Atemrhythmus.

Die Atemübung habe ich von der klassischen wechselseitigen Nasenatmung fürs Bayrisch Yoga abgewandelt.

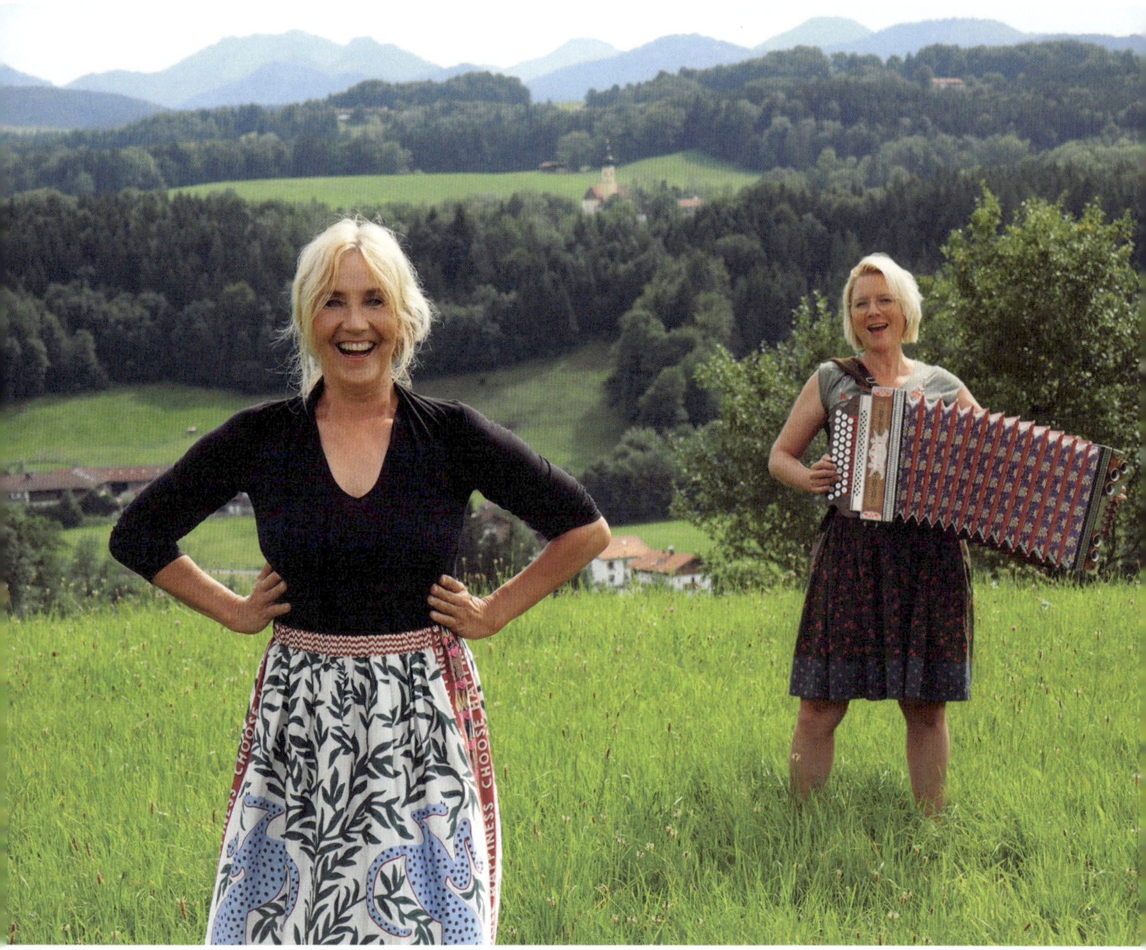

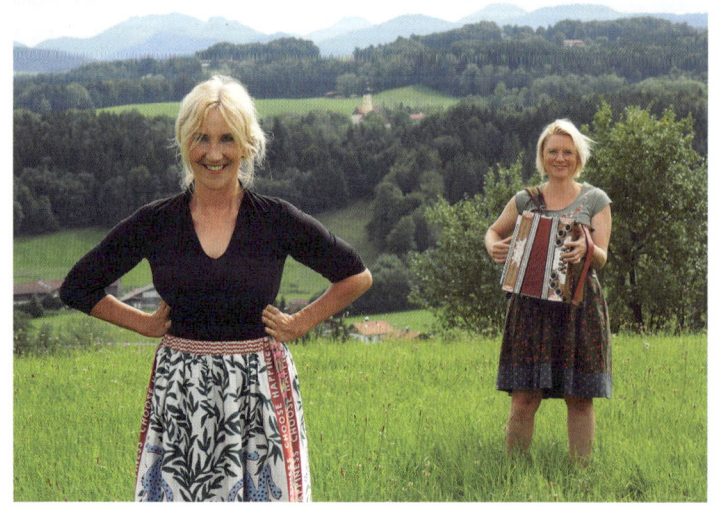

Ziach*-Atmung

- vergrößert das Atemvolumen
- unterstützt das Selbstbewusstsein
- vertreibt Unlust und Müdigkeit

Stehe aufrecht oder sitze aufrecht auf einem Stuhl oder einer Sitzhilfe.

Reibe mit den Handflächen zuerst über die Rippen (also die einzelnen Falten des Ziach-Blasebalgs), sodass eine angenehme Wärme entsteht.

Schließe die Augen und lass die Hände dann an beiden Rippenbögen ruhen. Spüre, wie sich bei der Einatmung der Brustkorb unter deinen Händen ausdehnt (und der Ziach-Balg sich mit Luft anfüllt).

Bei der Ausatmung erklingt aus deiner Ziach ein müheloser Summton. Du drückst dabei mit den Händen sanft an die „Tasten", also die Rippenbögen. Um den Ton aus deiner Ziach möglichst lange zu halten, kannst du die Bauchdecke mit dem Summen leicht einziehen.

Lasse deinen Bauch mit der Einatmung wieder los und ziehe danach deine Ziach wieder weit auseinander.

Empfohlen
5 – 10 Mal
Eine natürliche Steigerung beim fröhlichen Musizieren ist möglich!

Obacht
Lasse deine Ziach nie zu lange ungespielt verstauben. Erfahrungsgemäß knackst und scheppert sie sonst beim nächsten Mal!

* Ziehharmonika

Die Markierungen ...

... in den bayerischen Bergen sorgen bei Skifahrern, Tourengehern und Wanderern für Orientierung und Gefahrensicherung. Im Bayrisch Yoga tun sie das genauso. Das beruhigende **blaue Taferl** steht bei allen Einsteigerübungen, die ohne große Vorkenntnisse machbar sind und oft auch dazu dienen, sich für größere Herausforderungen warm zu machen.

Das **rote Taferl** bezeichnet auf der Piste wie im Bayrisch Yoga den Mittelweg. Da ist schon etwas Vorsicht geboten, dass es dem bayrischen Yogi nicht zu gach* wird.

Die **schwarzen Taferl** stehen da, wo besondere Übung und ein paar Vorkenntnisse notwendig sind. Im heimischen Spitzing-Gebiet nennt sich so eine schwarze Piste auch „Kamikazeabfahrt" – so weit soll im Bayrisch Yoga niemand gehen. Mit der richtigen Vorbereitung und Geschmeidigkeit sind aber auch solche Abfahrten und eben auch die schwarzen Yoga-Übungen für einen bayrischen Yogi zu meistern, wenn er genau auf seinen Körper hört und etwaige Warnhinweise in Form von Ziehen oder Zwicken ernst nimmt wie eine Lawinenwarnung.

Bevor man auf die schwarze oder rote Piste geht, empfiehlt es sich, erstmal ein paar blaue Abfahrten zu wählen. So ist es auch im Bayrisch Yoga: Bei allen roten oder schwarzen Übungen werden blaue als Vorbereitung empfohlen.

* steil, heftig

Die Körperübungen ...

... sind also in diesem Buch nach Schwierigkeitsgrad geordnet. Innerhalb der Kategorien – der **Blauen, Roten** oder **Schwarzen Piste** – erscheinen die Übungen in alphabetischer Reihenfolge. Möglicherweise musst du für die Vorübungen deshalb auch mal im Buch blättern.

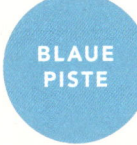 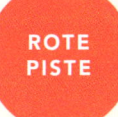 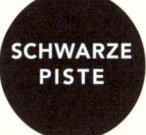

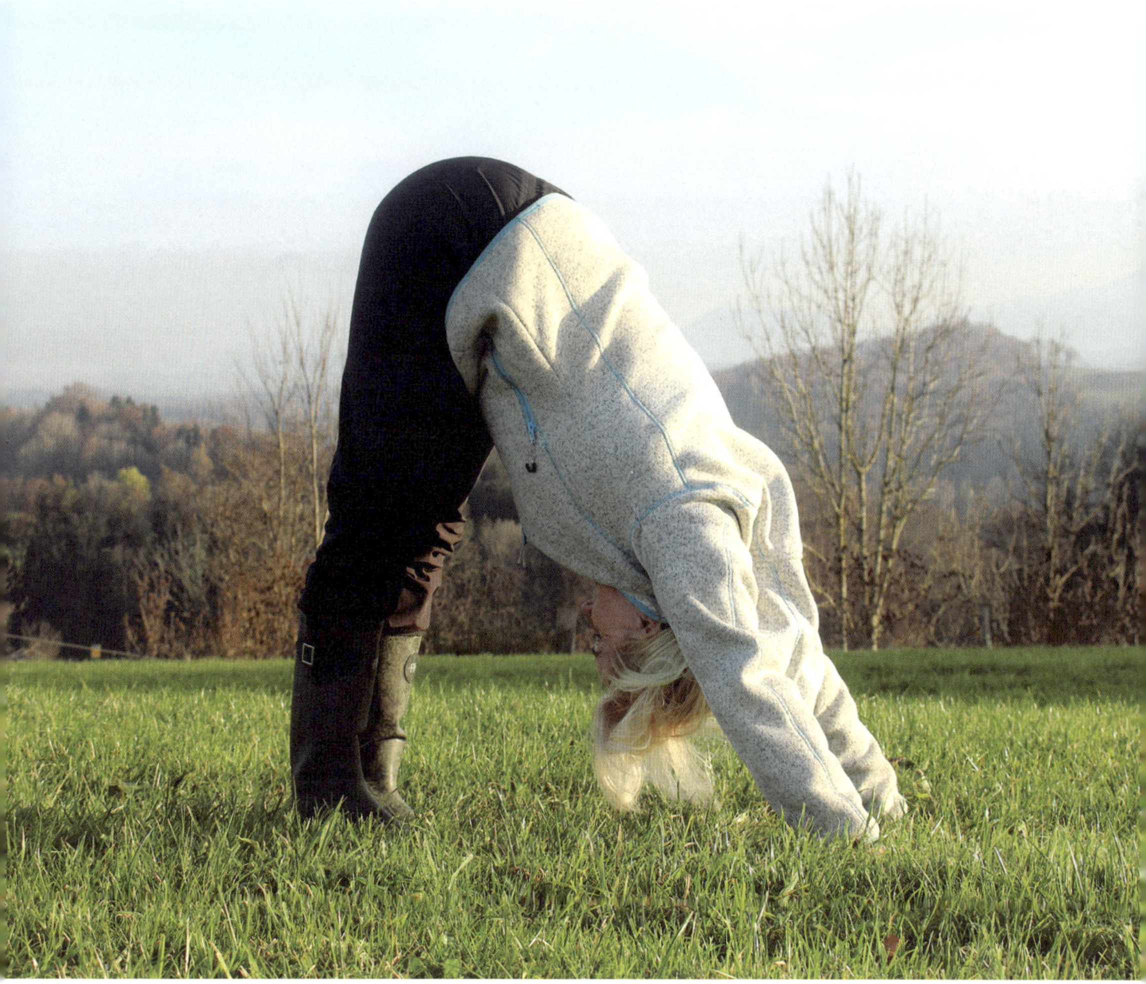

Extratipps

*Die Achillessehne lässt sich gut mit einem Fußbalsam verwöhnen.
Vor dem Üben gut einmassieren, dabei den Fuß Richtung Schienbein
dehnen, so wird die Achillessehne faltenfrei.*

*Besonders vor dem Joggen oder Bergwandern ist das
eine optimale Vorbereitung.*

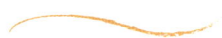

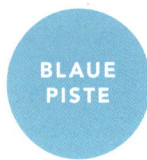

Berg

- optimale Vorbereitung für Jogger und Bergwanderer
- dehnt die Achillessehne und die rückseitige Oberschenkelmuskulatur
- verbessert die Haltung
- stabilisiert den Kreislauf
- formt die Beine

Stelle dich in den Vierfüßlerstand.

Nach ein paar Atemzügen stellst du die Zehen auf.

Dann streckst du die Beine, sodass dein Körper von den Händen über den Po zu den Füßen ein umgekehrtes V bildet. Die Hand- und Fußflächen sind auf dem Boden. Den Kopf kannst du zwischen den Armen einfach hängen lassen. Durch sanften Druck von den Handflächen aus schiebt sich das Gesäß immer mehr zu einem spitzen V nach oben.

Gewöhne die Beine langsam an die Dehnung: Lass die Knie zuerst leicht gebeugt, später kannst du sie strecken. Verlängere mit jeder Atemwelle die Wirbelsäule.

Zur Intensivierung kannst du die Fersen in den Boden drücken.

Vorübungen
Fiaß-Hutschn,
Haflinger

Empfohlen
Sechs Atemzüge verweilen und dann wieder in den Vierfüßlerstand zurückkehren. Wiederhole die Übung und genieße den Unterschied!

Obacht
Der Nacken soll entspannt sein – keine Angst, der Kopf fällt nicht runter!

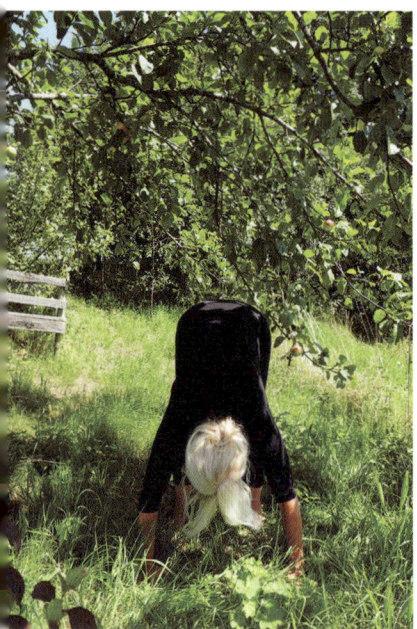

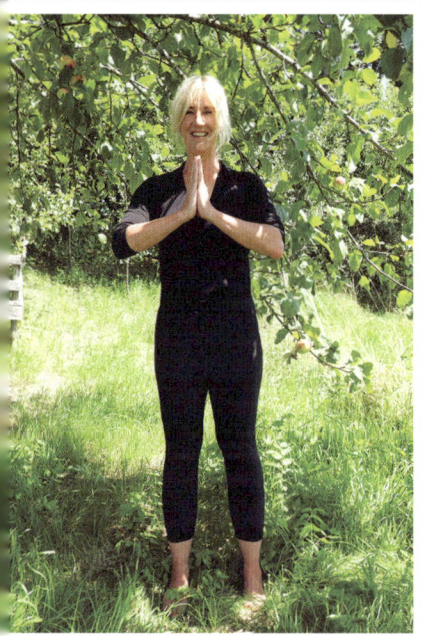

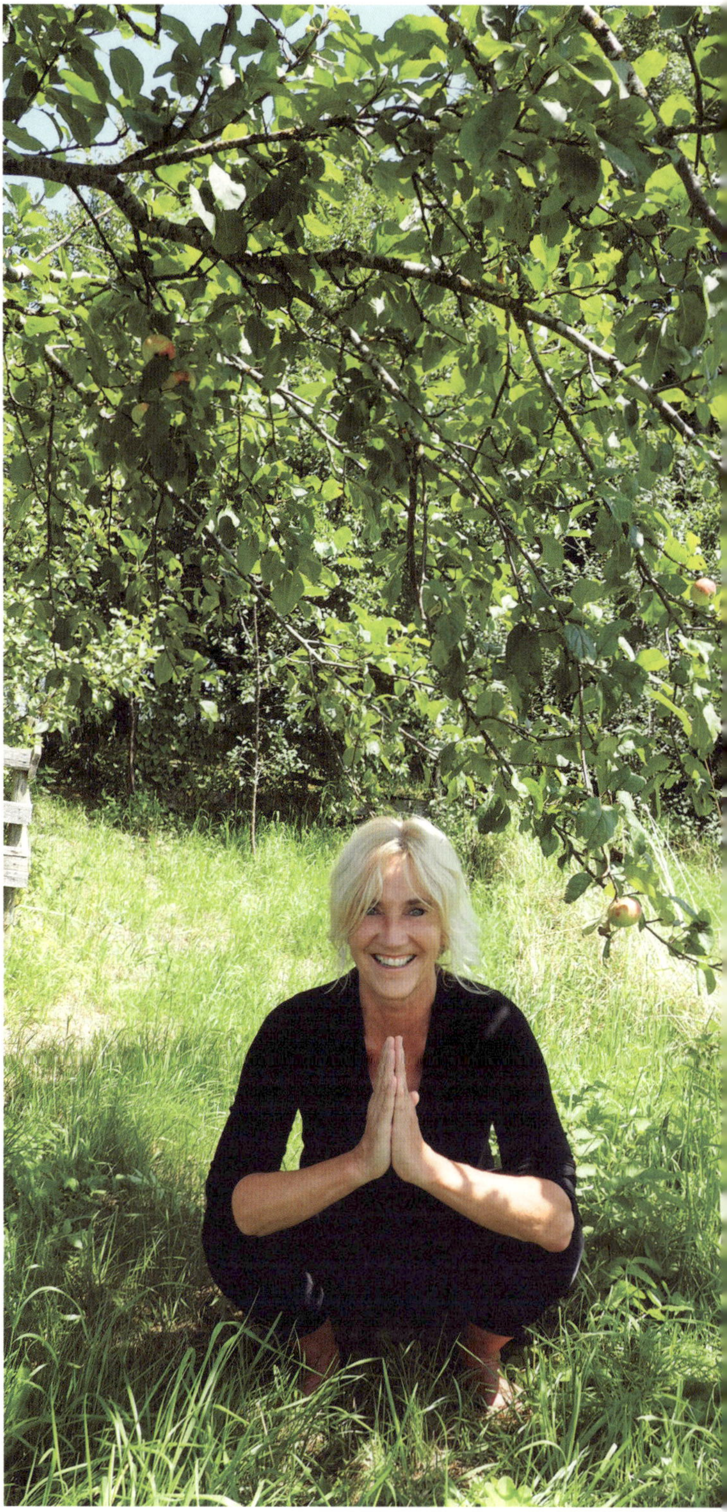

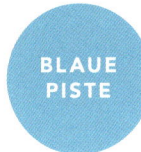

Dynamische Berg-Hocke-Übung

- beugt Hüftproblemen vor
- erleichtert Ischiasbeschwerden
- entspannt den unteren Rücken
- sorgt für eine gute Verdauung
- lässt dich schwungvoll an die Arbeit gehen

Ausgangsposition ist der Berg.

Wandere vom Berg mit den Händen zu den Füßen.

Richte dich langsam, Wirbel für Wirbel auf, bis du zum Stehen kommst.

Bringe deine Hände in die Gebetshaltung. Schließe (wenn möglich) die Augen und sinke mit der Ausatmung in die Hocke, die Fußspitzen zeigen dabei leicht nach außen. Lasse das Becken so tief wie möglich sinken. Verweile so ein paar Atemwellen lang.

Danach löst du die Gebetshaltung und gehst in den Vierfüßlerstand. Von dort aus drückst du dich wieder in den Berg hoch und beginnst die Übung von vorne.

Vorübungen
Haflinger, Berg

Empfohlen
Etwa 6 Mal, kann aber beliebig oft wiederholt werden.

Obacht
Je nach Sicherheitsbedürfnis kannst du auch zuerst mit offenen Augen üben.

Mit geschlossen Augen wird der Gleichgewichtssinn trainiert und die Übung insgesamt intensiver.

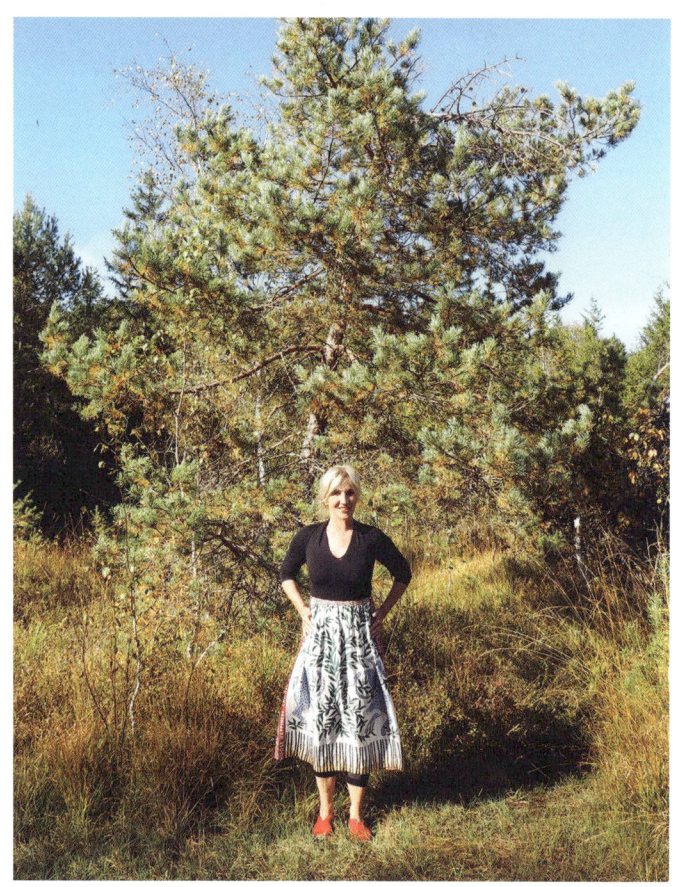

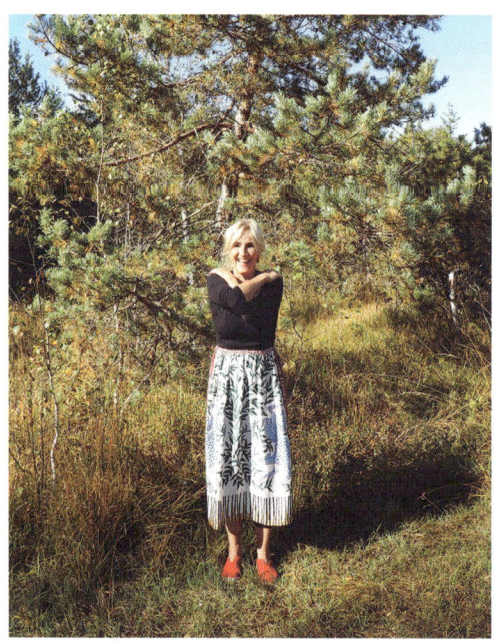
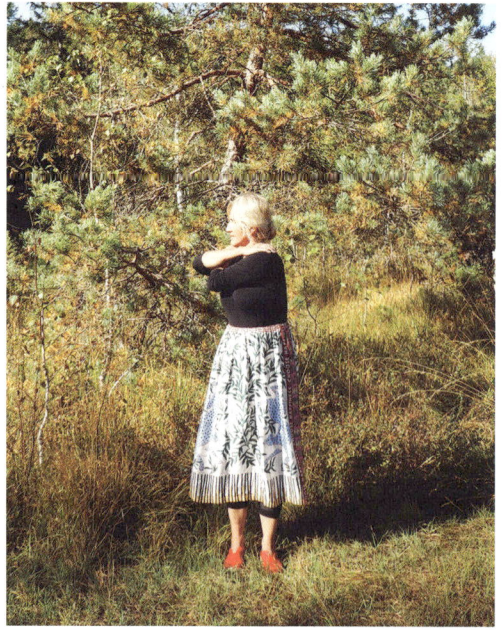

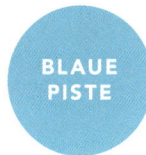

Flexi-Übung

- mobilisiert die Lebensenergie
- macht die Wirbelsäule flexibel
- lässt wieder tiefer durchatmen

Stehe aufrecht oder sitze auf einem Stuhl.

Richte deine Wirbelsäule im Lot aus. Führe die rechte Hand zur linken Schulter und die linke Hand zur rechten Schulter, sodass du dich selbst umarmst.

Lasse mit der Einatmung die Wirbelsäule in die Länge wachsen. Dreh dich mit der Ausatmung nach rechts und mit der nächsten Einatmung wieder zur Mitte.

Bei der Ausatmung bewegst du dich nach links und mit dem Einatmen wieder zur Mitte. Wiederhole diese Bewegung in beide Richtungen mehrmals.

Vorübungen
Fiaß-Hutschn,
Himmelloata

Empfohlen
Solangst a Freid host.

Obacht
Achte darauf, dass das Becken sich nicht zu den Seiten mitdreht, sondern stabil gerade ausgerichtet bleibt.

Extratipp
Diese Übung lässt sich auch gut auf längeren Zugfahrten ausführen. Dabei im Sitz nach vorne rutschen, sodass beide Füße stabil auf dem Boden stehen. Am unauffälligsten ist sie auf dem mittleren Platz in einem Abteil auszuführen, weil man sich quasi nur zum Ratsch immer wieder zum linken und rechten Sitznachbarn dreht.

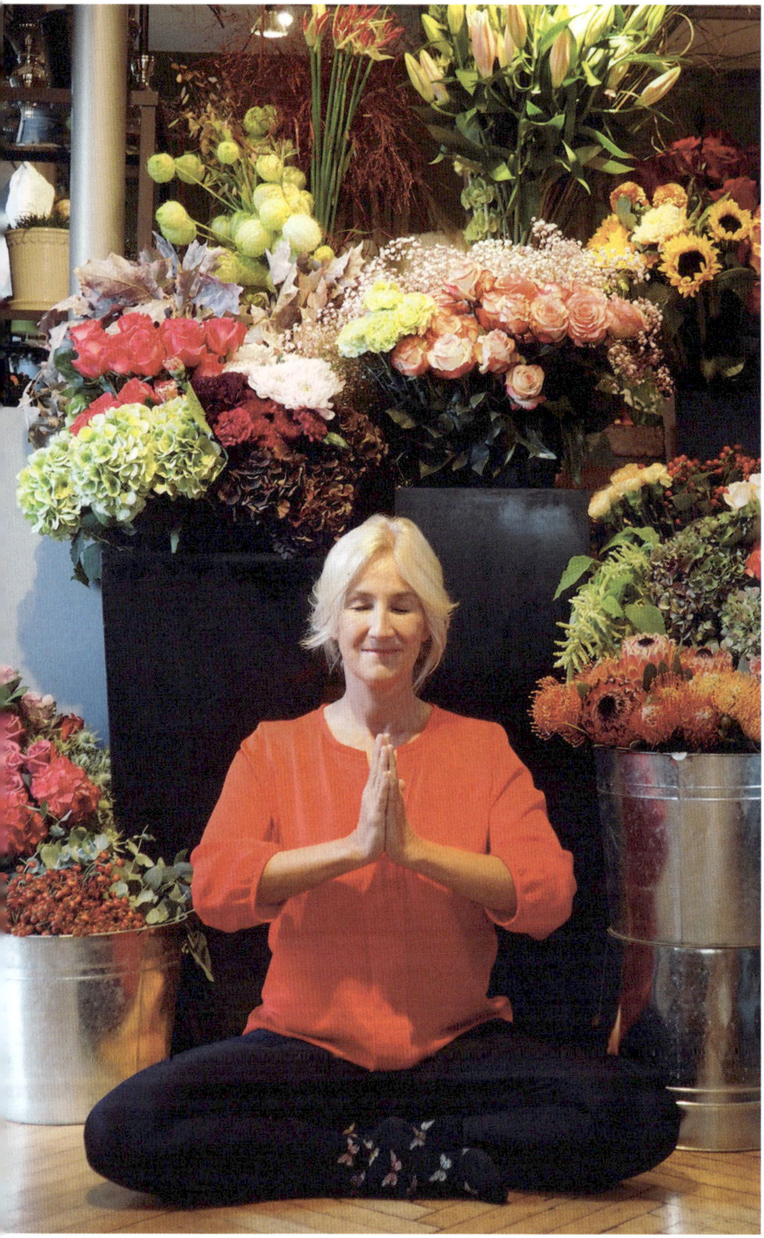

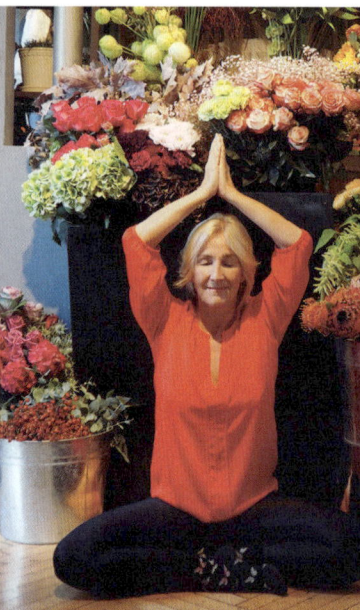

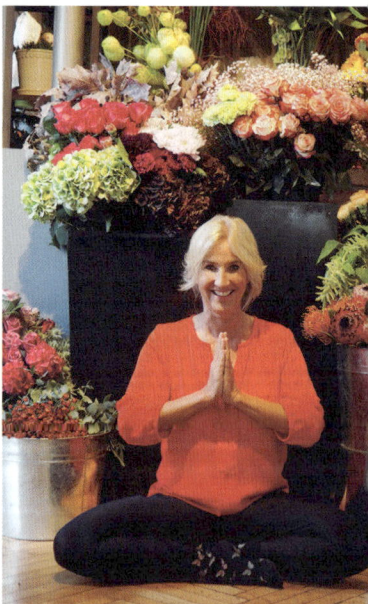

Extratipp

Rosenwasser öffnet das Herz. Lasse dich in schweren Zeiten mit Rosen verwöhnen. Rosen in der Vase spenden genauso Trost wie ein Rosenduft oder ein Bad mit Rosenblättern. Vorzugsweise in einem Blumenladen.

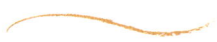

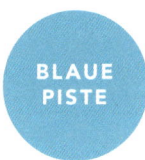

Herz-Summ-Übung im Sitzen*

- führt zu Ausgeglichenheit
- vertreibt Ärger und Aggressionen
- stärkt die Wirbelsäule
- ist Balsam für Herz und Seele
- stoppt das Gedankenkarussell

Setze dich mit einer Sitzhilfe (Keilkissen, zusammengerollte Decke o. ä.) aufrecht im Schneidersitz auf den Boden.

Du kannst die Übung auch auf einem Stuhl machen. Rücke dabei an die vordere Stuhlkante.

Falte die Hände vor der Brust und drücke die Handflächen leicht aneinander (Gebetshaltung). Das Kinn zeigt Richtung Brust.

Mit der Einatmung wachsen die Arme in der Gebetshaltung in den Himmel.

Führe die gefalteten Hände mit einem Summton (Ausatmung) wieder nach unten bis zur Ausgangsposition auf Höhe des Herzens.

Lasse den Ton in deinem Herzen schwingen, bis die Arme mit der Einatmung wieder nach oben wachsen.

Empfohlen
10 Mal

Obacht
Sitzhöcker sollen gut spürbar sein.

Wenn du auf einem Stuhl sitzt, weit nach vorne rutschen, sodass die Oberschenkel an der Unterseite frei sind.

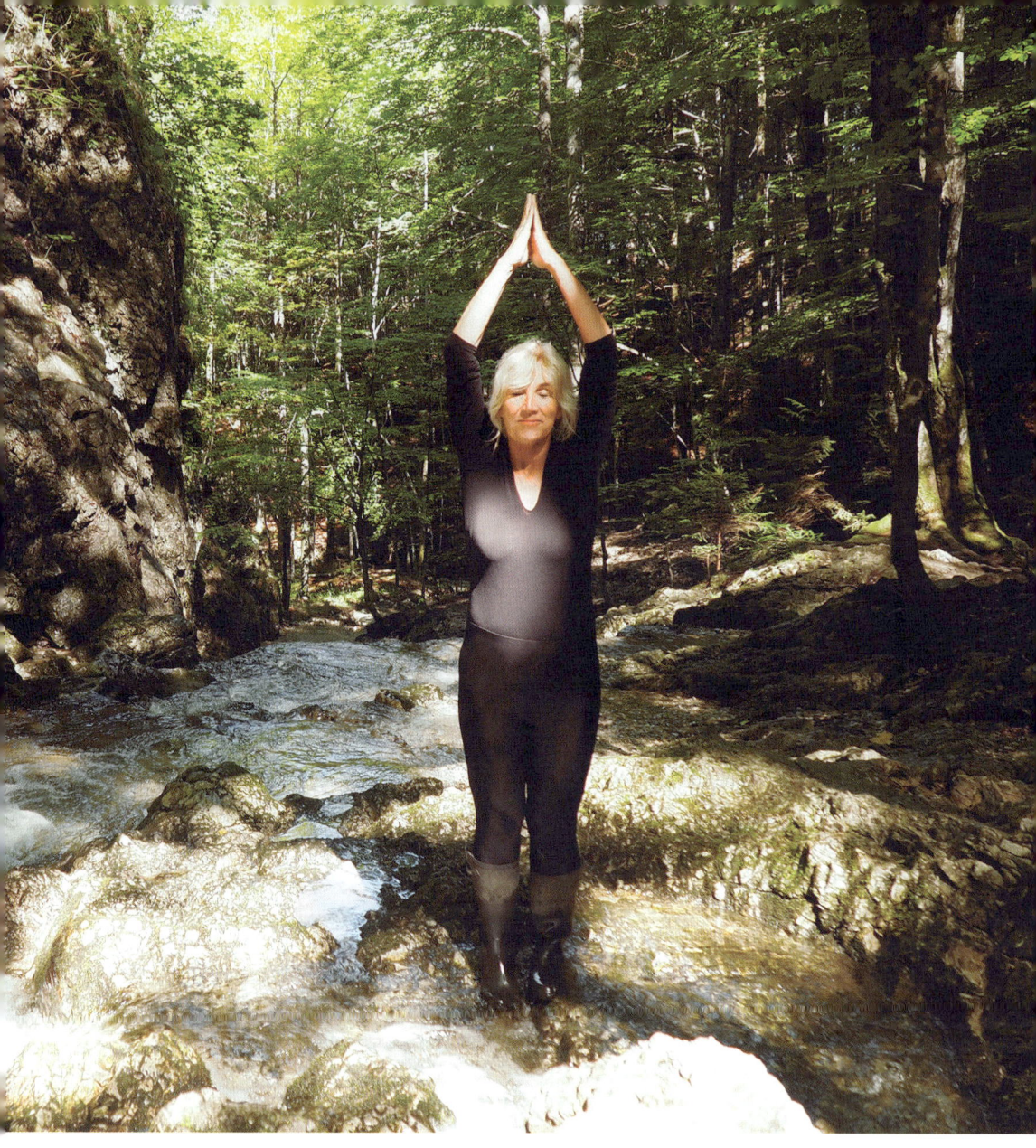

Seid wie ein lebendiger Baum, der ständig neue Triebe entwickelt.
Ein Mensch mit starkem Herzen sagt sich: „In meinem Leben scheint
die Sonne und mir stehen alle Möglichkeiten offen, neue Triebe
und Zweige des Erfolges hervorzubringen.“

Paramahansa Yogananda

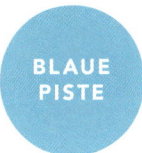

BLAUE
PISTE

Herz-Summ-Übung im Stehen

- bringt die Taille in Form
- strafft die Oberarme
- macht das Durchatmen wieder leichter
- weckt die Vitalität
- gibt Bewegungsfreiheit

Stelle dich gerade mit hüftbreit geöffneten Beinen hin.

Führe die Herz-Summ-Übung, wie auf Seite 49 beschrieben, drei Mal durch. Variiere dann, indem du dich mit gestreckten Armen ohne Summen mühelos pendelnd nach rechts und links treiben lässt.

Versuche die Pendelbewegung mit dem Atem in Einklang zu bringen.

Vorübung
Fiaß-Hutschn

Empfohlen
Solangst a Freid host.

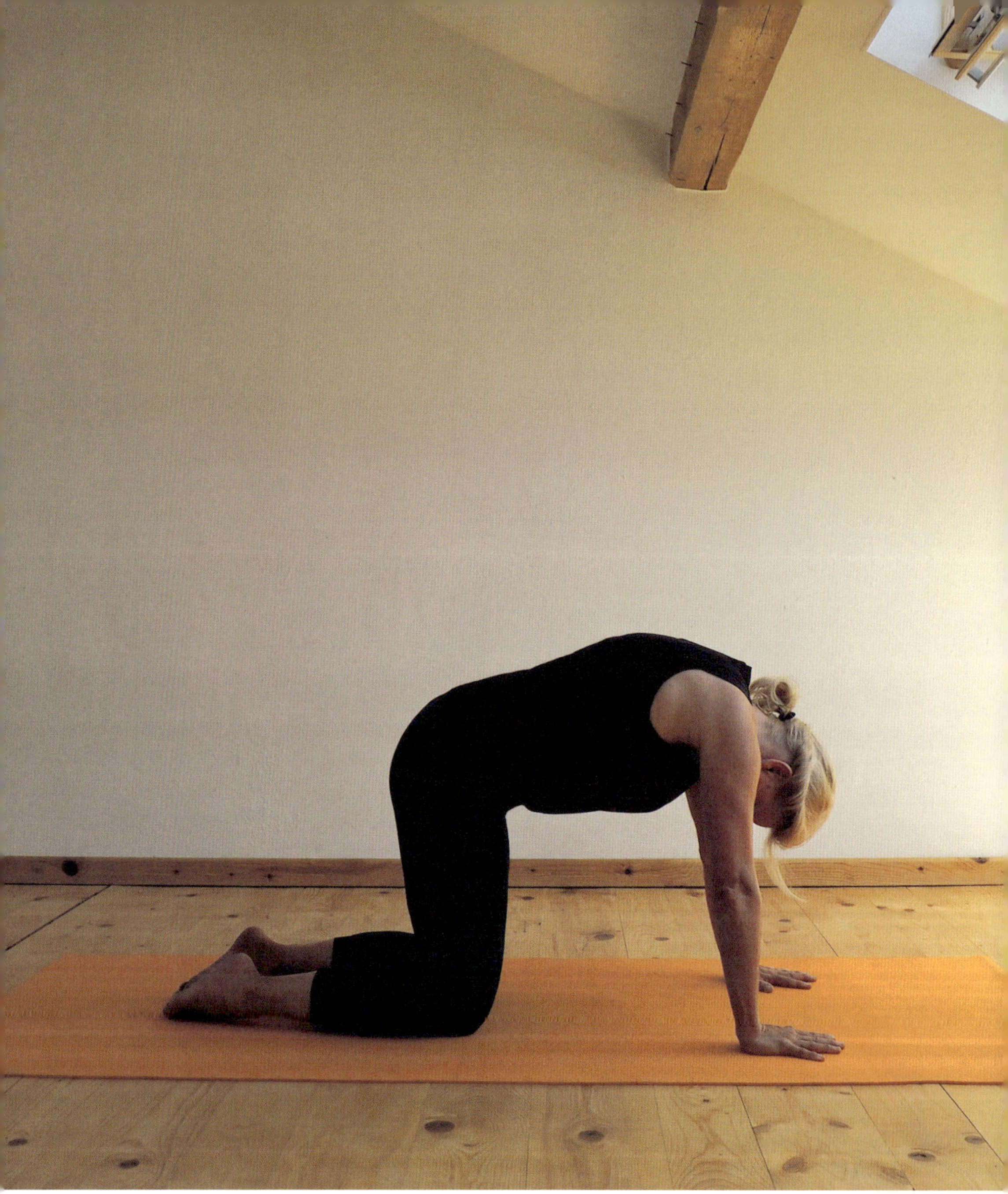

Extratipp
Die Übung ist kreislaufschonend und auch bei Hitze oder
an Tagen, wo alles schwer fällt, leicht durchzuführen.

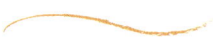

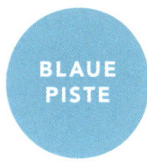

Katz*

- stärkt den Rücken und die Arme
- verbessert die Haltung
- beugt Rücken- und Nackenverspannungen vor
- macht den Rücken geschmeidig

Stelle dich in den Vierfüßlerstand.

Wölbe deinen Rücken mit der Einatmung ganz rund wie einen Katzenbuckel. Strecke dabei die Arme, sodass die „Vorderpfoten" ganz lang werden. Der Kopf fällt ganz entspannt nach unten.

Öffne mit der Ausatmung den Brustkorb weit und biege den Rücken bodenwärts – und zwar mit der Anmut einer Katze!

Spätestens nach der zehnten Wiederholung wirst du dich geschmeidig und beweglich wie eine Katze fühlen.

Vorübungen
Haflinger, Berg

Empfohlen
Solangst a Freid host.

Obacht
Stimme die Katzen-übung auf deine individuelle Tagesform ab: Wenn du dich fit wie ein junges Katzerl fühlst, bleibe in der Wechsel-bewegung zwischen dem Buckel und dem stolzen Hinaufsehen. Fühlst du dich eher wie ein alter Kater, verweile 3 – 5 Atemwellen im Buckel und ziehe dabei das Kinn Richtung Brust. So wird der Nacken optimal gedehnt.

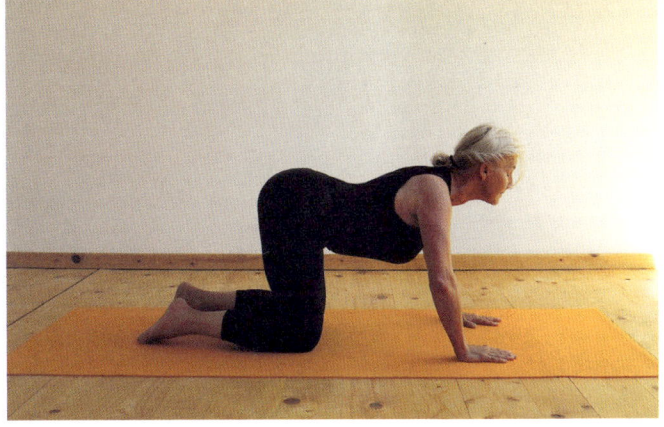

* Katze

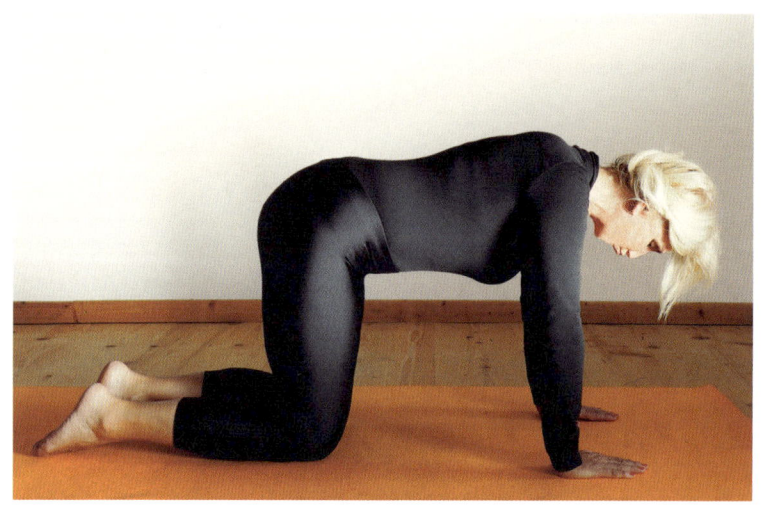

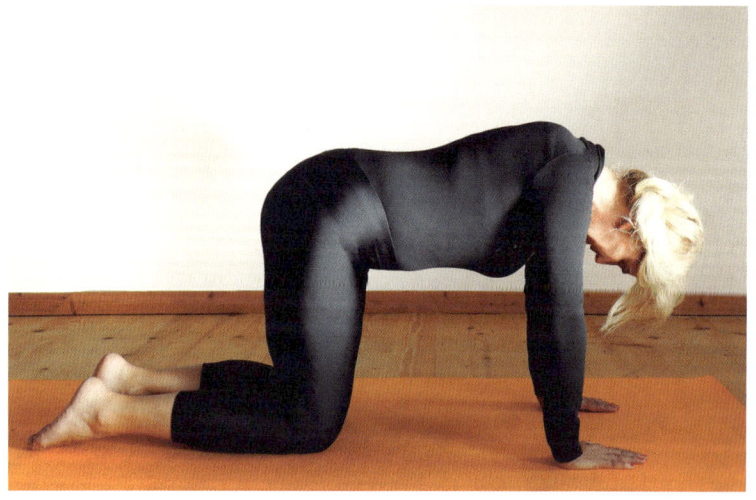

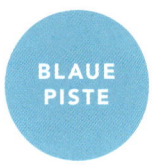

Haflinger

- löst Nackenverspannungen
- sorgt für eine gute Gesichtsfarbe
- vertreibt den Grant* aus dem Gesicht

Stelle dich in den Vierfüßlerstand.

Schließe die Augen und stelle dir ein Pferd vor, das auf einer saftigen Wiese grast. Lasse deinen Kopf zwischen den Armen hängen, schüttle ihn locker und lass die Lippen prustend brausen, wie es auch die Pferde machen. Versuche dich so von Spannungen zu befreien.

Empfohlen
Solangst a Freid host.

Obacht
Bei Kopfschmerzen führst du die Bewegungen ganz sanft aus. Empfindliche Knie kannst du mit Kissen oder einer eingerollten Decke einbetten.

Extratipp
„Lass den Kopf nicht hängen" ist oft ein gut gemeinter Rat im übertragenen Sinne. Rein körperlich ist es genau umgekehrt: Lass den Kopf ruhig mal hängen, und zwar mindestens drei Mal am Tag – das ist Balsam für den Nacken!

*Schlechte Laune, Ärger

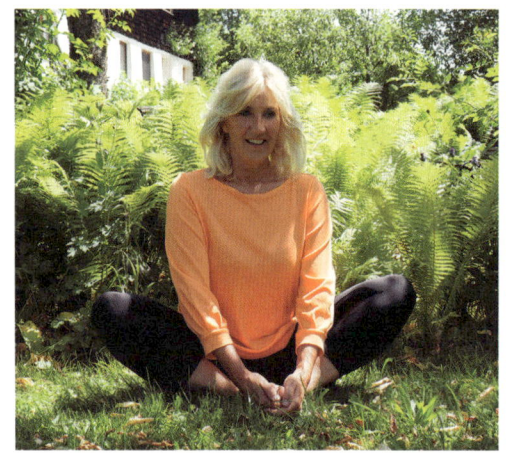
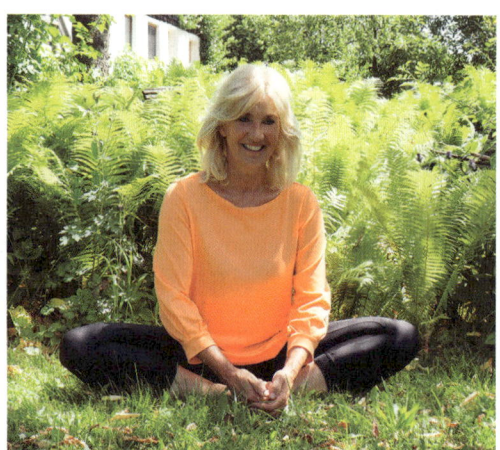

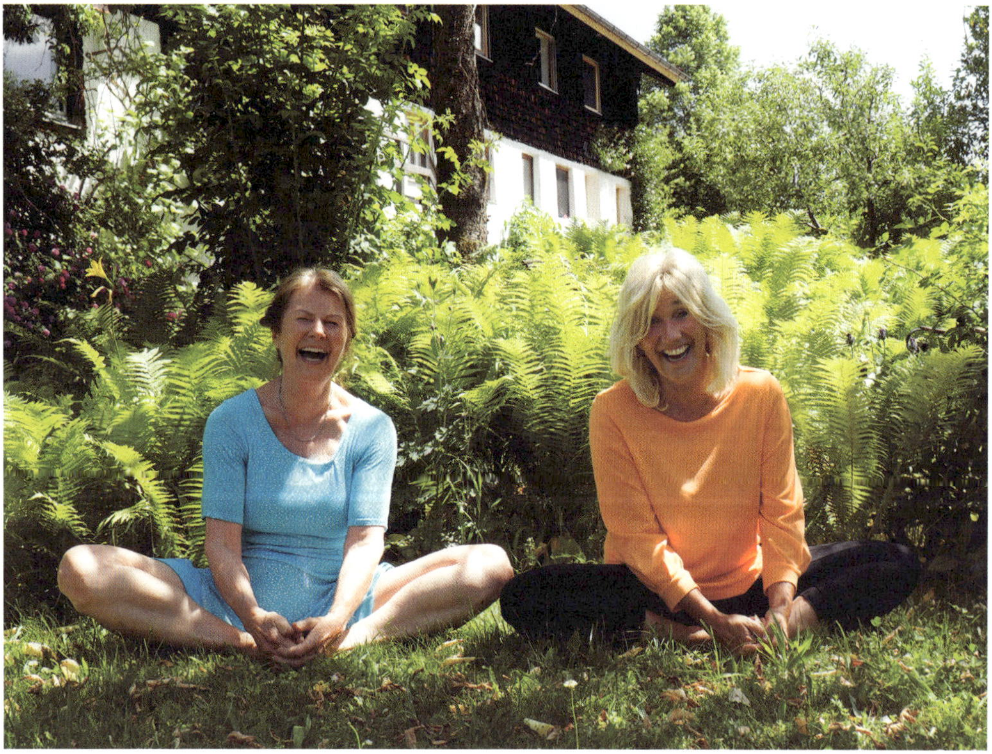

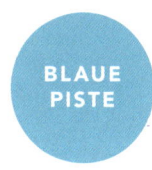

BLAUE
PISTE

Schmetterling

- schenkt Leichtigkeit und Freid
- bereitet den Körper gut auf langes Sitzen vor
- lässt die Schwere aus den Beinen flattern

Setze dich aufrecht mit gestreckter Wirbelsäule auf den Boden und lege die Fußsohlen aneinander.

Umfasse die Zehen mit den Händen und ziehe die Fersen behutsam Richtung Gesäß.

Schließe die Augen und bewege die Beine mit einer Leichtigkeit wie Schmetterlingsflügel auf und ab.

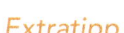

Extratipp
Nimm dir Zeit, mal mit Ruhe Schmetterlinge in der Natur zu beobachten und erfreue dich an ihren Farben und ihrer Leichtigkeit.

Vorübungen
Zittergras, Steg-Plansch-Übung, Seerose

Empfohlen
Flattere eine halbe Minute – und schwebe danach noch einmal so lange in dem Zustand.

Obacht
Bewege die Beine nicht mit Druck nach unten, sondern lass sie locker auseinanderfallen. Sei nicht überrascht, wenn die Knie anfangs steil nach oben zeigen. Die Leichtigkeit des Schmetterlings kommt mit der Zeit.

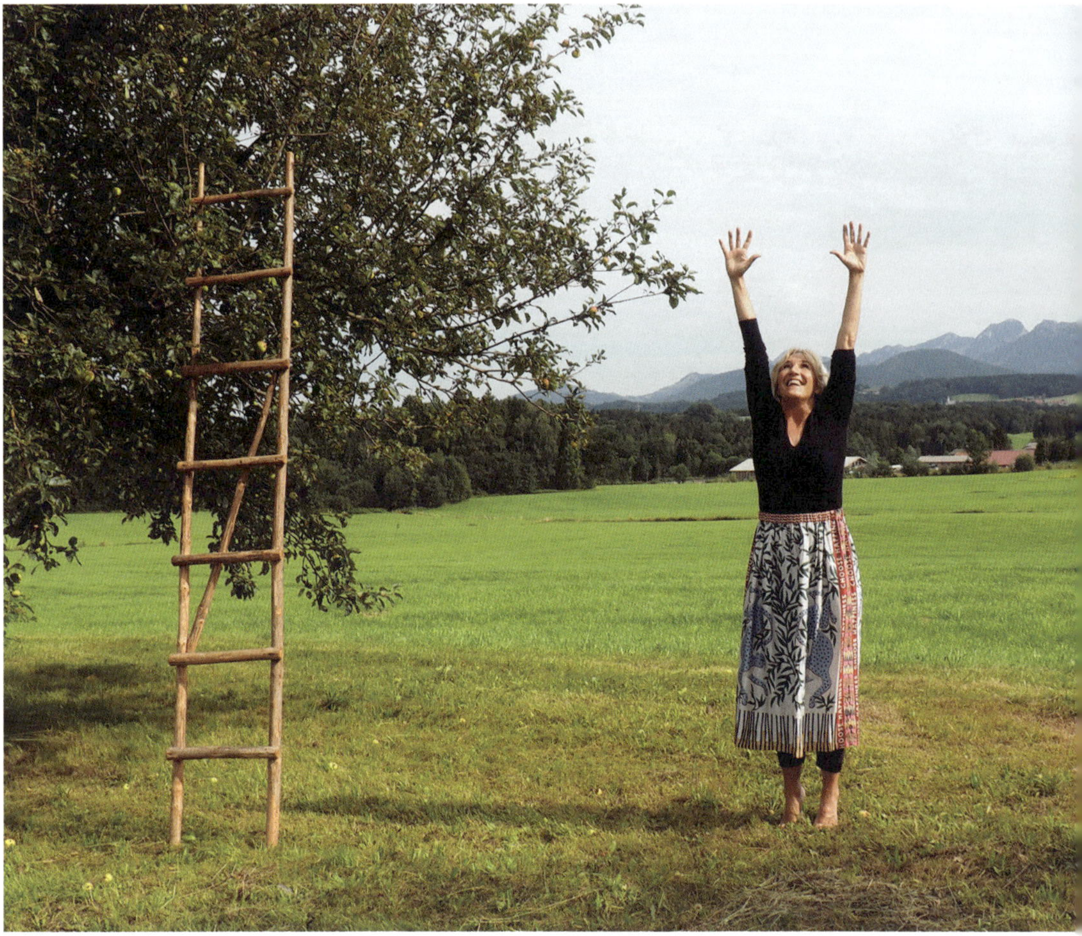

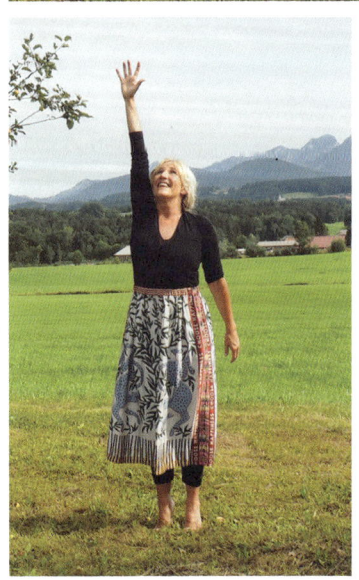
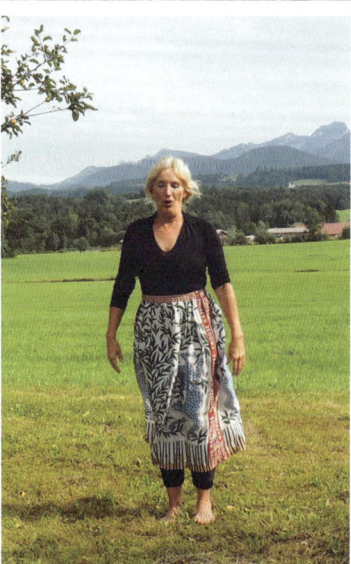
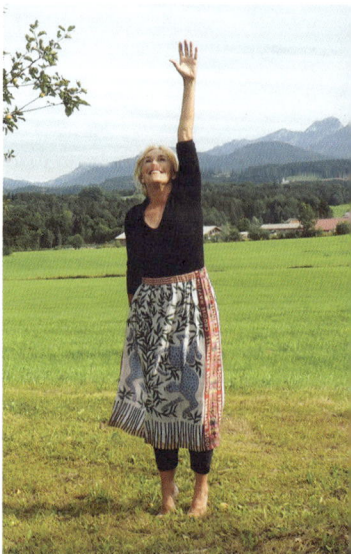

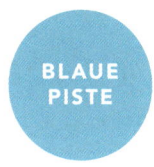

BLAUE
PISTE

Himmelloata*

- strafft die Oberarme
- streckt die Wirbelsäule
- trainiert das Fußgewölbe

Du stehst aufrecht.

Stelle dich auf die Zehenspitzen und strecke deine Arme abwechselnd nach oben. Klettere so in deiner Vorstellung Sprosse für Sprosse eine Leiter hinauf.

Vorübung
Fiaß-Hutschn

Empfohlen
Solangst a Freid host.

Extratipp
*Auf die Leiter kraxeln** geht am besten barfuß!*

* Sprossenleiter
** klettern

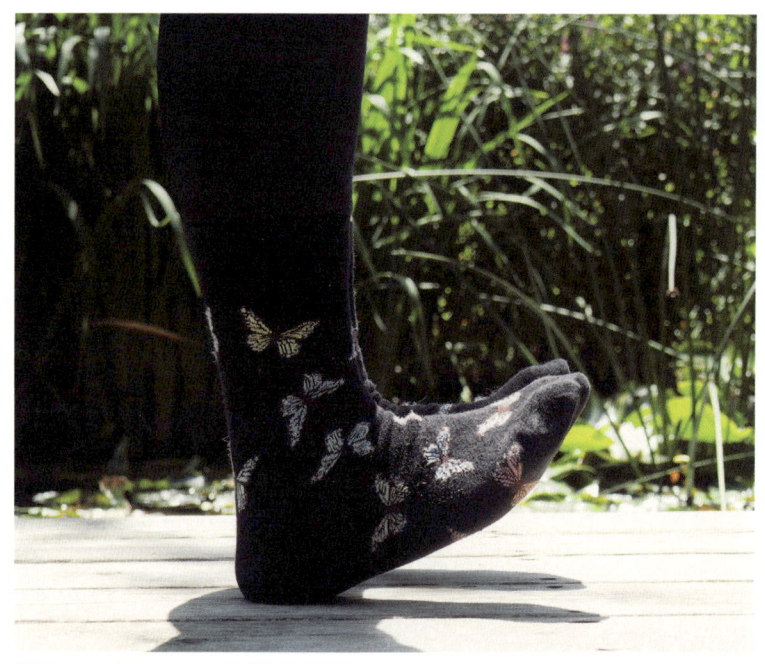

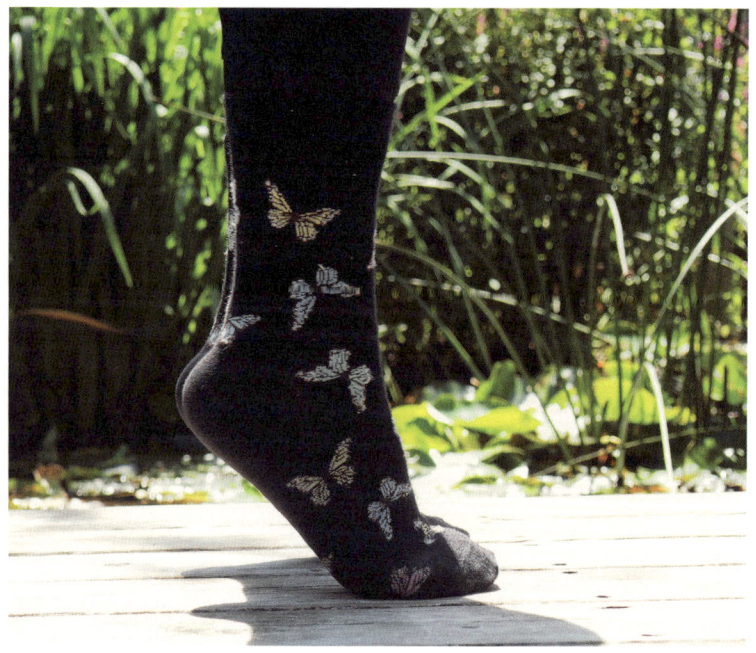

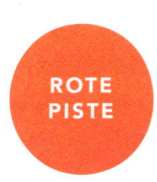

Fiaß-Hutschn*

- macht die Füße fröhlich
- beugt kalten Füßen vor
- fördert die Erdung und
  das Standvermögen

Stehe hüftbreit und aufrecht.

Spreize die Zehen und rolle sie wieder ein – ein paar Mal abwechselnd im Atemrhythmus. Komme dann abwechselnd vom Zehenspitzenstand zum Fersen-stand und halte jeweils kurz die Position. Die Zehen sollten wie beim Skispringen nach oben zeigen. Mit den geschlossenen Augen wirkt die Übung intensiver. Beginne mit der roten Piste (Augen offen) und stei-gere dich zur schwarzen (Augen geschlossen).

Empfohlen
5 – 10 Mal

Obacht
*Bei geschlossenen
Augen nicht das
Gleichgewicht verlieren!*

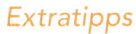

Extratipps
*Verwöhne deine Füße vor Bergtouren oder
Laufrunden: Massiere sie mit einer guten Salbe, vor
allem an den Fersen und zwischen den Zehen. Ziehe
ruhig schon die Schuhe an und mache dann eine
Minute lange die Zehen-Fersen-Übung.
Danach kann's losgehen – mit fröhlichen Füßen
läuft sich's leichter!*

*Übrigens: Gute Schuhe sind beweglich genug,
dass man in ihnen die Fiaß-Hutschn ausführen kann.*

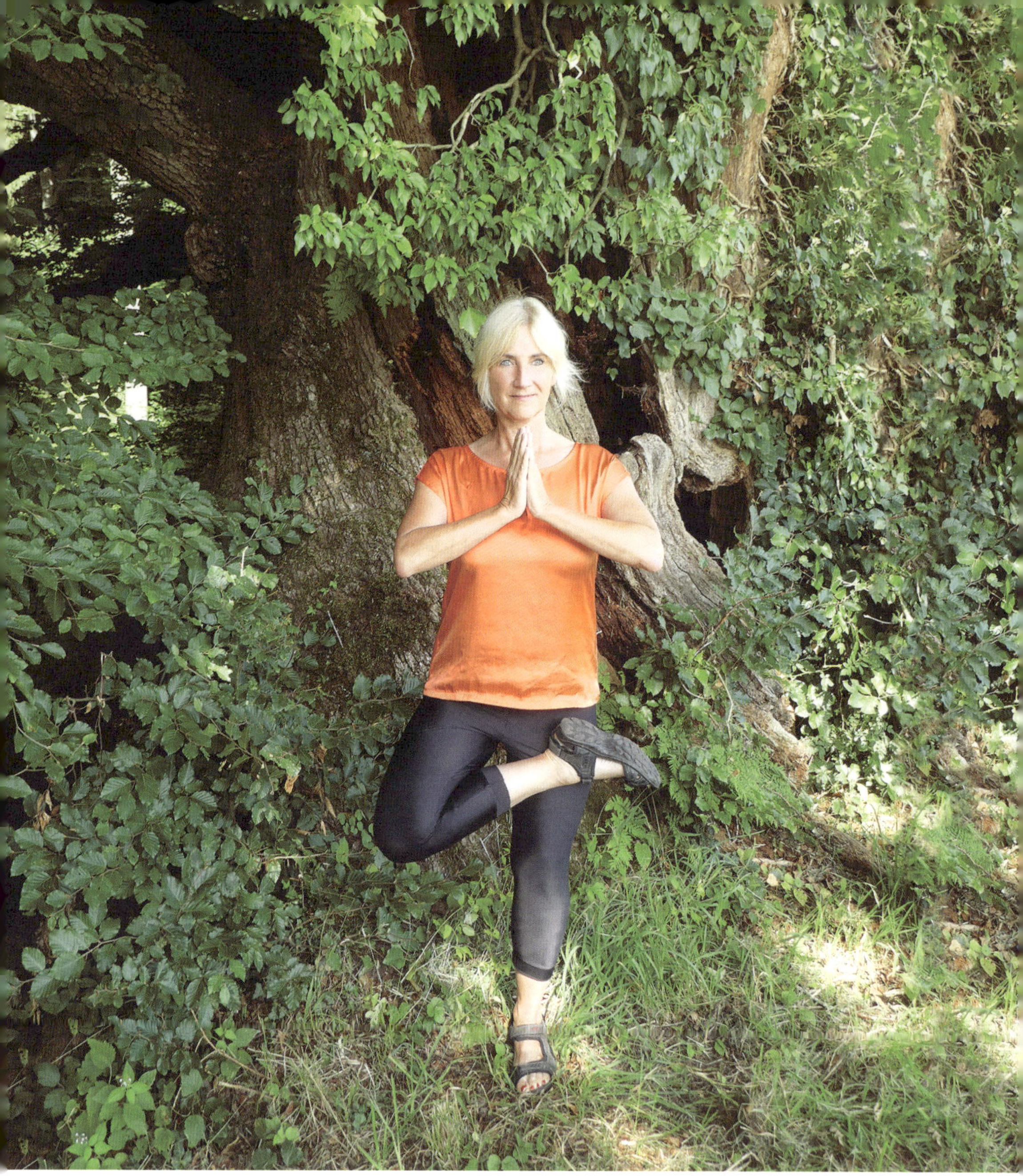

Extratipps

Übe draußen vor einem Baum – oder nimm von deinem Lieblingsbaum in der Umgebung ein Blatt oder ein Stück Rinde und lege es so vor dir ab, dass du den Blick mit gestreckter Halswirbelsäule achtsam darauf richten kannst.

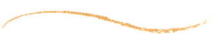

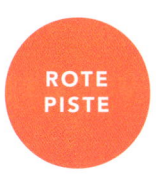

Baam*

- beruhigt das Nervensystem
- baut Spannungen ab
- schenkt inneren Frieden
- hilft dabei, sich zu erden

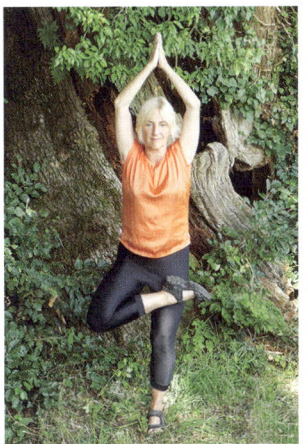

Stelle dich mit geschlossenen Beinen hin, schließe die Augen und komme in die Gebetshaltung.

Zwischen den gefalteten Händen ist ein sanfter Druck zu spüren. Die Wirbelsäule ist dabei aufrecht und der Schulterbereich gelöst. Stelle dir deinen Lieblingsbaum vor, wie er tief in der Erde wurzelt und seine Krone weit entfaltet. Öffne nun die Augen wieder und suche einen Punkt am Boden, worauf du dich konzentrieren kannst. Lass das rechte Bein verwurzelt, hebe den linken Fuß und lege die linke Fußsohle an der Innenseite des rechten Beines ab. Atme ein und wachse dabei aus der Gebetshaltung heraus in den Himmel. Erlebe jede Atemwelle bewusst und spüre Ruhe und Frieden in dir wie in einem alten Baum.

Wechsle nach einiger Zeit das Standbein.

Vorübungen
Fiaß-Hutschn,
Haflinger, Berg,
Herz-Summ-Übung

Empfohlen
Bleib so lange wie möglich verwurzelt und versuche, immer wieder auszubalancieren.

Obacht
Sobald das Standbein die Wurzeln verliert, komme wieder in die Ausgangsstellung und wechsle die Seiten. Bei Unsicherheit nimm den Fuß des angewinkelten Beins nicht zu hoch – es reicht auch, ihn auf dem anderen Fußrücken abzustellen.

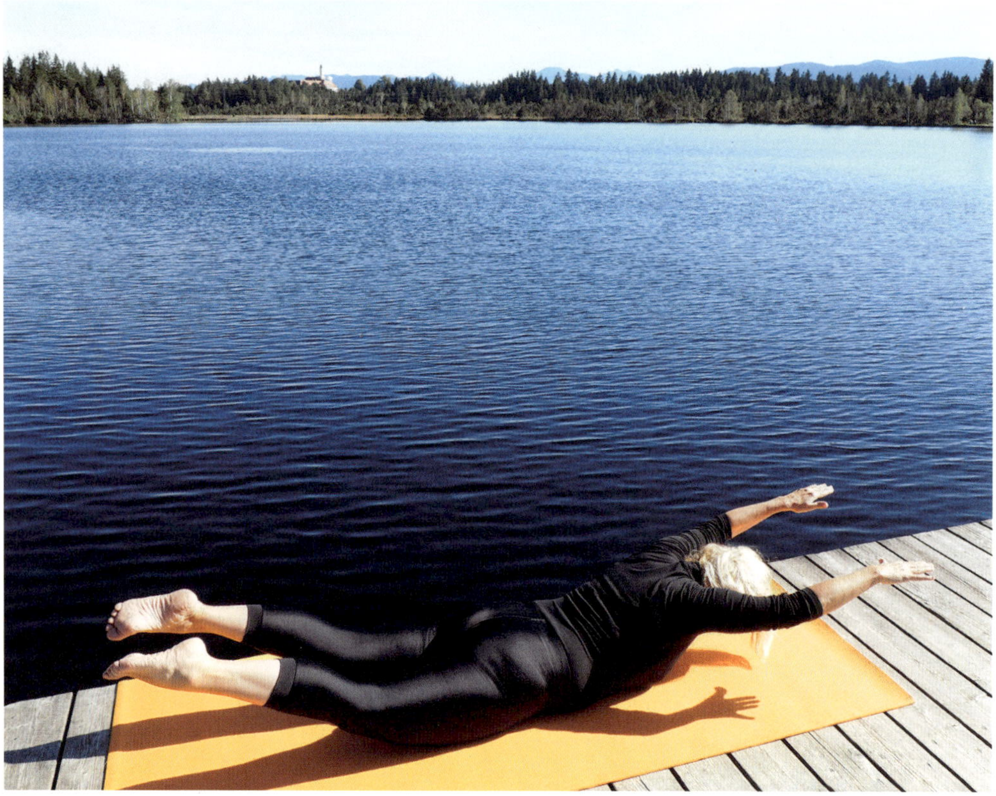

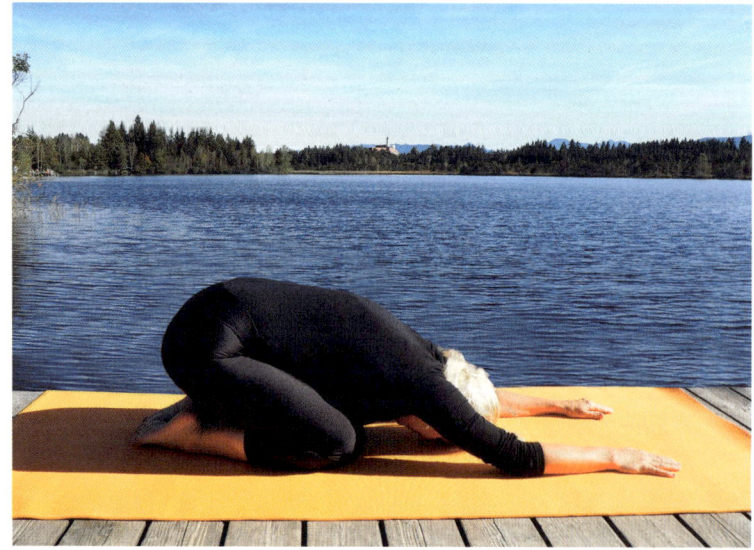

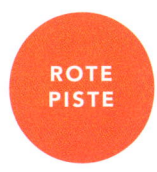

Boot

- strafft das Gesäß
- fördert die Verdauung
- kräftigt die Rückenmuskulatur
- schenkt ein gutes Bauchgefühl

Lege dich auf den Bauch und strecke die Arme nach vorne. Die Stirn ruht am Boden.

Lasse den Atem tief in den Bauch strömen, sodass der Bauch immer wärmer wird. Verwandle dich in ein Boot, das während der Einatmung mit dem Bauch den See berührt. Tanke Wärme und Kraft. Kneife deine Gesäßmuskeln fest zusammen und achte darauf, dass Beine und Arme gestreckt sind.

Hebe mit der Einatmung Arme und Beine gleichzeitig so hoch wie möglich an. Die Stirn ruht zunächst weiterhin am Boden, je geübter du bist, desto stärker wird sie sich nach und nach auch sanft heben.

Erlebe die Kraft aus deiner Mitte und schaukle auf den Wellen.

Vorübungen
Katz, dynamische Berg-Hocke-Übung

Empfohlen
2 Mal
Gehe anschließend zur Entspannung in die Stellung des Kindes.

Obacht
Strecke das Kinn nicht nach oben, der Nacken soll entspannt bleiben.

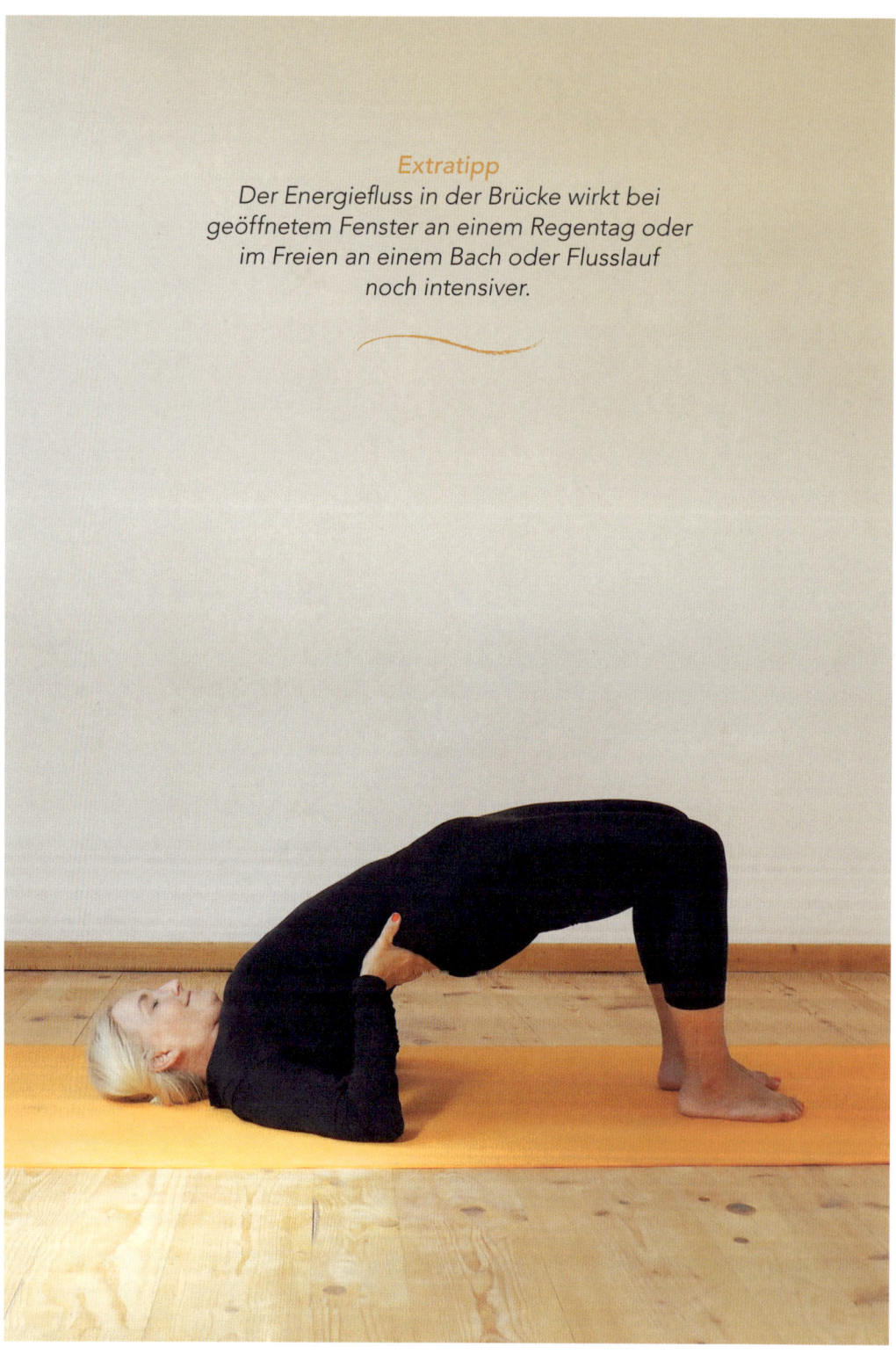

Extratipp
Der Energiefluss in der Brücke wirkt bei
geöffnetem Fenster an einem Regentag oder
im Freien an einem Bach oder Flusslauf
noch intensiver.

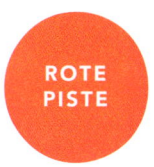

Brücke

- öffnet den Brustkorb
- macht wach und munter
- unterstützt das Durchatmen
- kräftigt die Beine und den Po
- massiert die Bauchorgane und sorgt für eine gute Verdauung

Lege dich mit angewinkelten Beinen auf den Rücken.

Hebe mit der Einatmung deine Hüften weit hoch. Lasse die Arme locker neben dem Körper auf dem Boden ruhen. Die Arme können anfangs in Taillienhöhe sanft unterstützend mitwirken. Lass den Atem weit in den Bauch und die Rippenbögen bis in die Lungenspitzen ein- und ausströmen. Dabei darfst du ruhig ein bisschen übertreiben und die Atmung hörbar machen. Stelle dir einen rauschenden Fluss vor, der unter deiner Brücke hindurchfließt.

Löse nach einiger Zeit die Stellung und umarme die angewinkelten Beine zum Nachspüren.

Vorübung
Dynamische
Berg-Hocke-Übung

Empfohlen
5 – 10
Atemwellen

Obacht
Bei Beschwerden im
unteren Rücken hebe
das Gesäß nur leicht an!

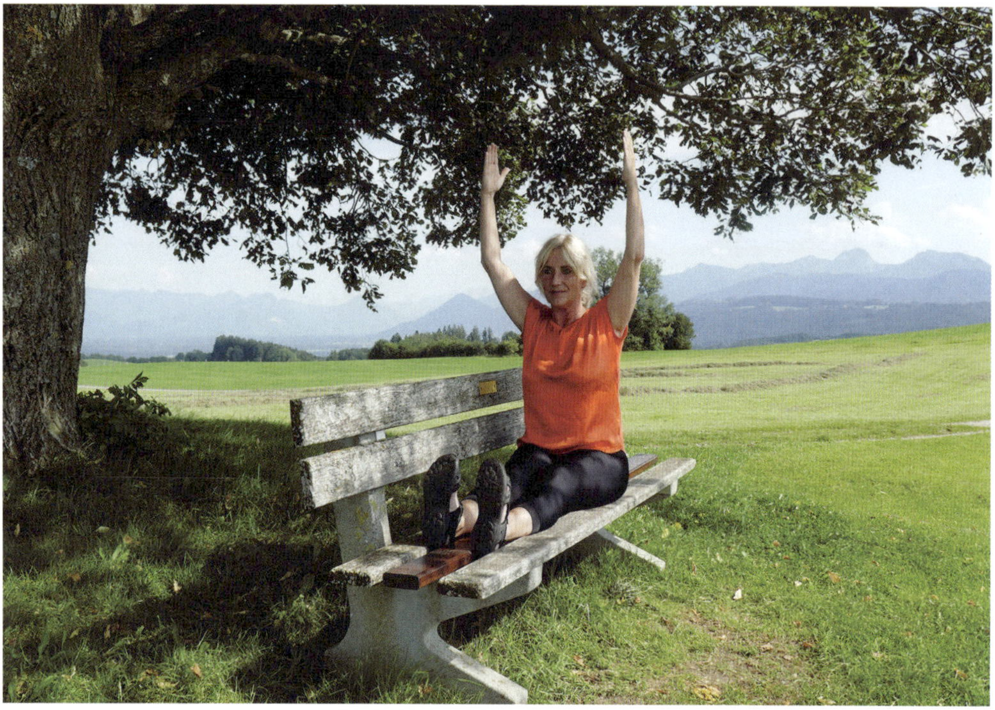

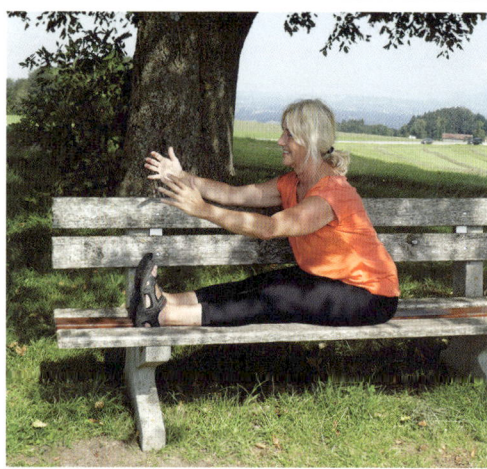

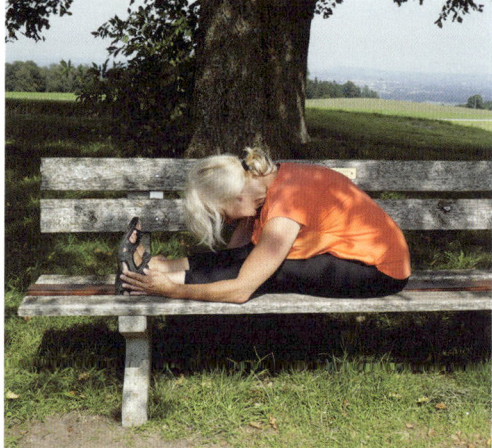

Extratipps

*Wärme den Rücken vor der Übung auf – lass dir die Sonne auf den Rücken
scheinen, gehe in die Sauna oder reibe ihn mit den Händen warm.
Um die Streckung des unteren Rückens und der Beine voll auszukosten, nimm
ein Tuch oder einen Gürtel um die Füße und halte dich an beiden Enden so fest,
dass du Beine und Rücken achtsam dehnen kannst.*

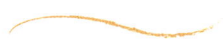

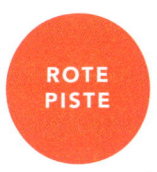

Buach*

- streckt und formt die Beine optimal
- massiert die Organe des Bauchraumes
- unterstützt die Abwehrkraft
- kräftigt die Nieren

Setze dich mit gestreckten und geschlossenen Beinen auf den Boden.

Hebe mit der Einatmung die Arme über den Kopf. Du sitzt jetzt da wie ein aufgeschlagenes Buch. Verweile einige Atemwellen so. Dann neigst du mit der Ausatmung den Oberkörper nach vorne. Mit jeder erneuten Ausatmung wird der untere Rücken länger. Lass die Wirbelsäule so weit wie möglich wachsen. Wenn das Buch zugeklappt ist, greife den Teil deiner Beine, den du mühelos erreichst – egal ob Füße, Knöchel oder Schienbeine.

Klappe dein Buch nur so weit zu, wie du mit einer gleichmäßigen Atmung verweilen kannst. Entspanne dabei deinen Kopf. Die Zehen zeigen Richtung Decke, die Achillessehne wird dabei faltenfrei.

Nach einer Weile streckst du mit der Einatmung die Arme wieder weit nach oben und legst dich schließlich ganz auf den Rücken ab. Winkle die Beine an und spüre nach.

Vorübungen
Haflinger, Berg

Empfohlen
1 – 3 Minuten

Obacht
Achte darauf, die Sitzhöcker zu spüren. Wackle dazu mit dem Po hin und her. Die Streckung kommt aus dem unteren Rücken (Aufrichteimpuls). Arme und Wirbelsäule bilden eine Linie.

* Buch

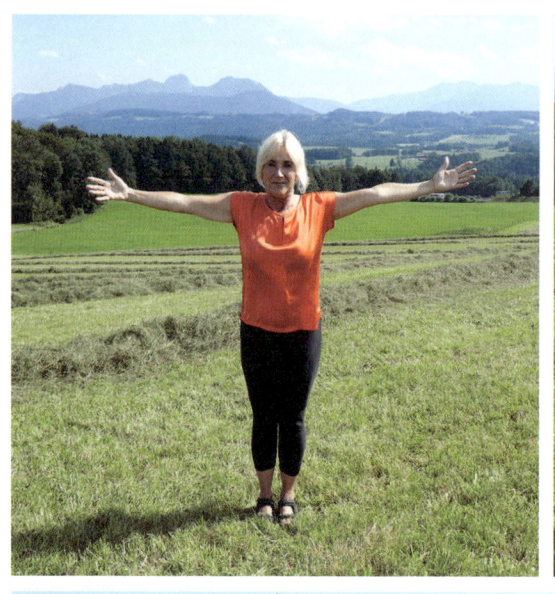
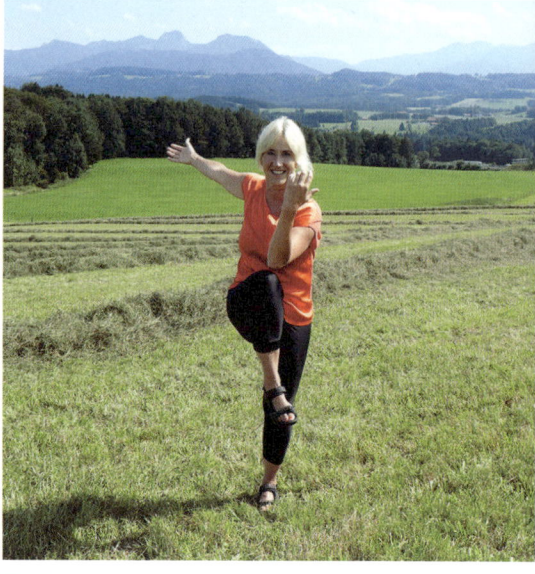

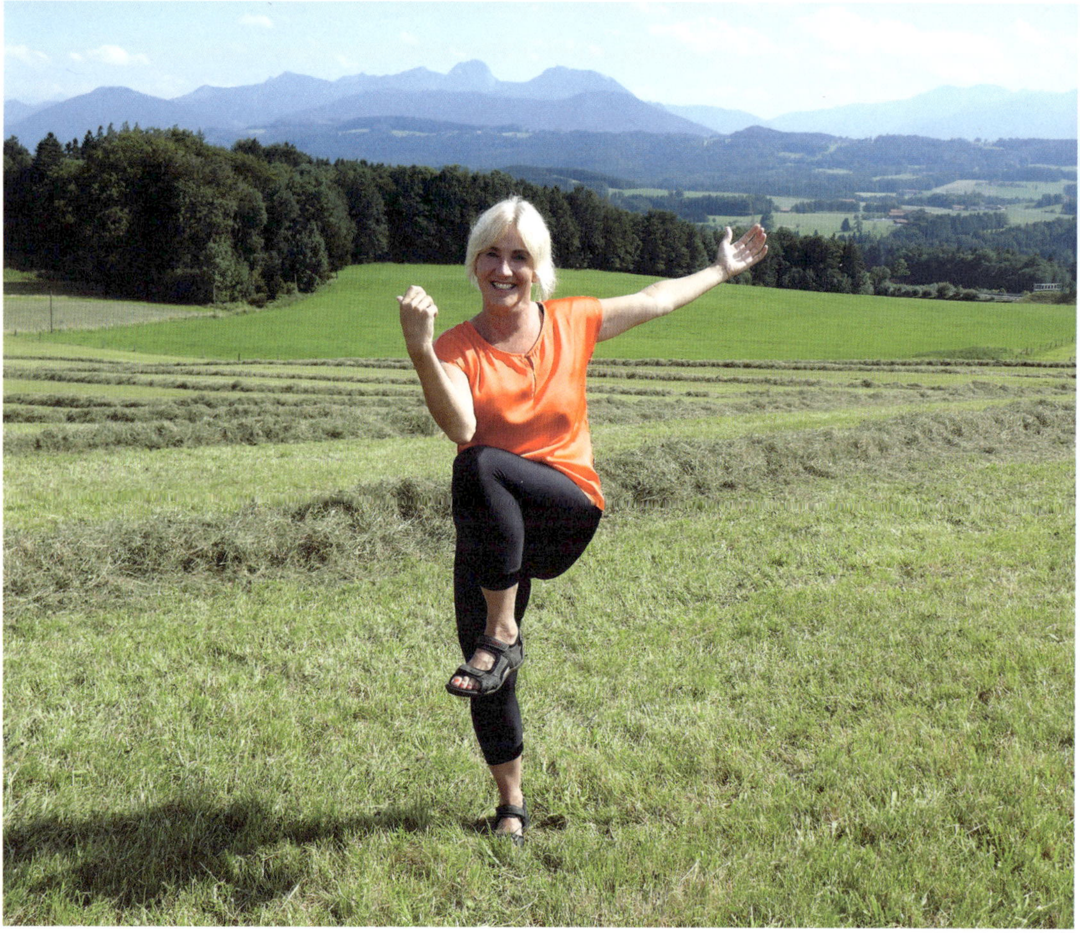

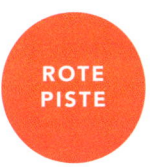

ROTE PISTE

Espresso-Übung*

- verbessert den Gleichgewichtssinn
- öffnet den Brustkorb
- schenkt neue Energie
- vertreibt Lustlosigkeit

Stelle dich aufrecht mit leicht gegrätschten Beinen hin.

Breite mit der Einatmung die Arme auf Schulterhöhe weit aus.

Mit der Ausatmung hebst du dann das rechte Bein angewinkelt hoch und bewegst gleichzeitig den linken Ellenbogen zum rechten Knie.

Wiederhole die Übung gegengleich: Führe also den rechten Ellenbogen zum linken Knie.

Bereits nach vier Atemwellen kann die anregende Wirkung vergleichbar mit einem Espresso spürbar werden.

Vorübung
Fiaß-Hutschn

Empfohlen
Jede Seite solange bis sich die doppelte Espresso-Energie entfaltet

Obacht
Knie und Ellbogen müssen sich nicht berühren. Wichtig ist, dass der Nacken entspannt und die Wirbelsäule aufrecht bleibt.

* Sorgt für Süd-Flair.

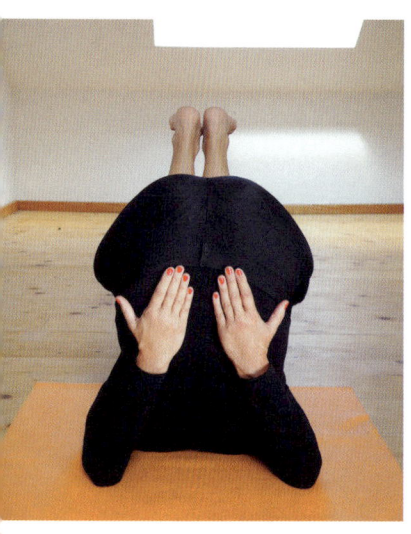

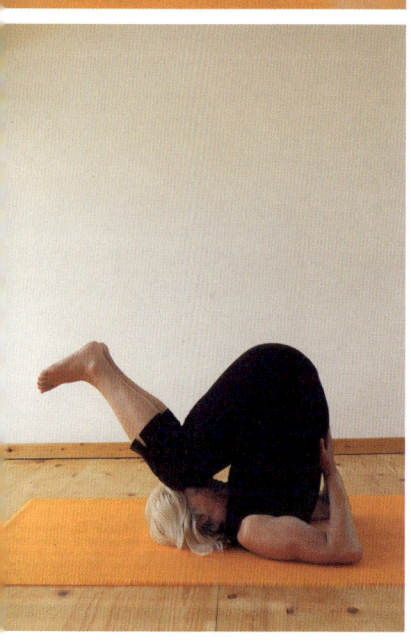

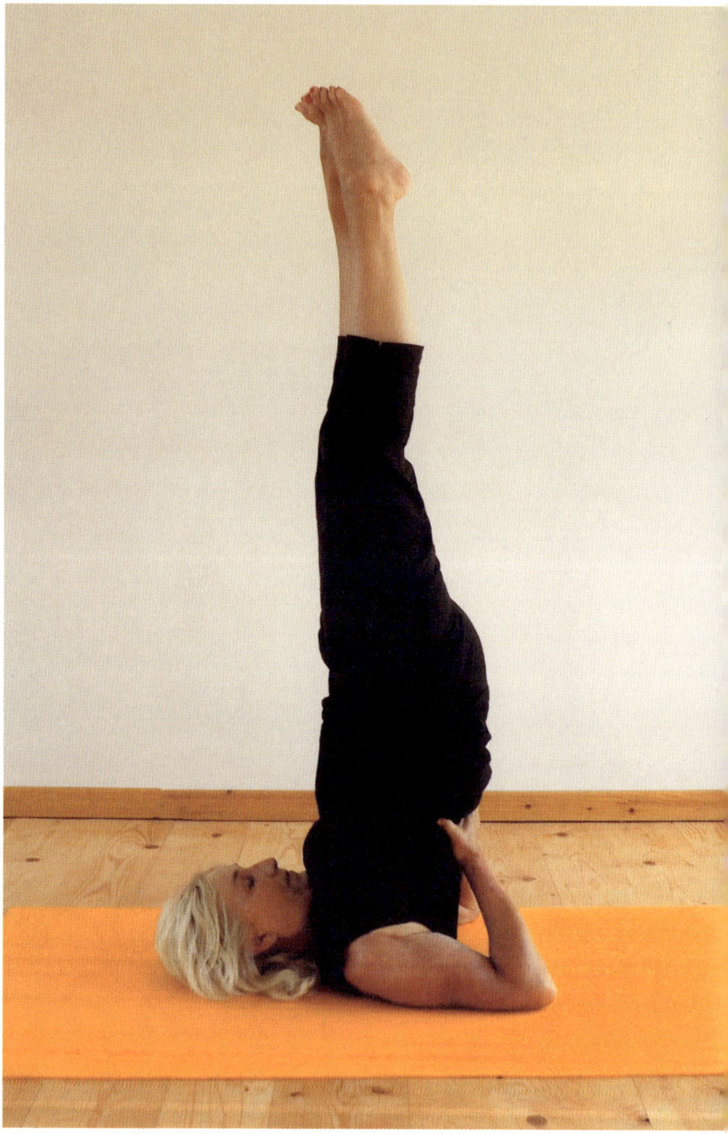

Obacht

Nicht zündeln: nur mit entspanntem Nacken in die Kerze!
Sollte die Nackenmuskulatur auch nach Haflinger und Berg nicht locker sein,
die Kerze meiden – bei schwachen Knien wagt man sich ja auch nicht auf die
rote Piste! Mit angewinkelten Beinen kann man auch im Teelicht verweilen.

Einen empfindlichen Nacken kann man mit einem Kissen einbetten.

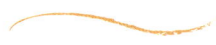

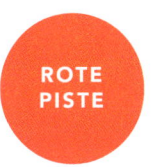

Teelicht & Kerze

- erfrischt den Geist
- entlastet das Herz
- wirkt als Verjüngungsstellung auf Gesicht, Ohren, Schilddrüse und Lunge
- lindert Krampfadern
- hilft bei Hämorrhoiden

Lege dich auf den Rücken. Die Arme liegen gestreckt am Körper, die Handflächen zeigen nach unten. Hebe die geschlossenen, anfäglich angewinkelten Beine langsam an, während du ruhig atmest (Teelicht). Hebe dann Gesäß und Oberkörper an und stütze dich mit den Händen in der Taille ab. Das Kinn zeigt Richtung Brustbein, die Ellbogen sollten dicht am Körper sein. Die Hände unterstützen den Rücken. Nun strecke die Beine nach oben (Kerze).

- Kinn sanft in Richtung Brustbein ziehen
- Ellbogen bleiben dicht am Körper
- Hände unterstützen den Rücken
- Schulterblätter so nah wie möglich zusammenbringen

Erlebe mit geschlossenen Augen und ruhigem Atemfluss deine Füße als Flammen. Sobald du Anstrengung verspürst, winkle die Beine an, ziehe die Knie zur Stirn und rolle langsam, Wirbel für Wirbel, zurück in die Rückenlage – nicht plumpsen wie ein Kartoffelsack!

Vorübungen
Haflinger, Berg

Empfohlen
Es richtet sich nach der Anstrengung, wie lange die Kerze brennen soll.

Endentspannung
Stellung des Kindes

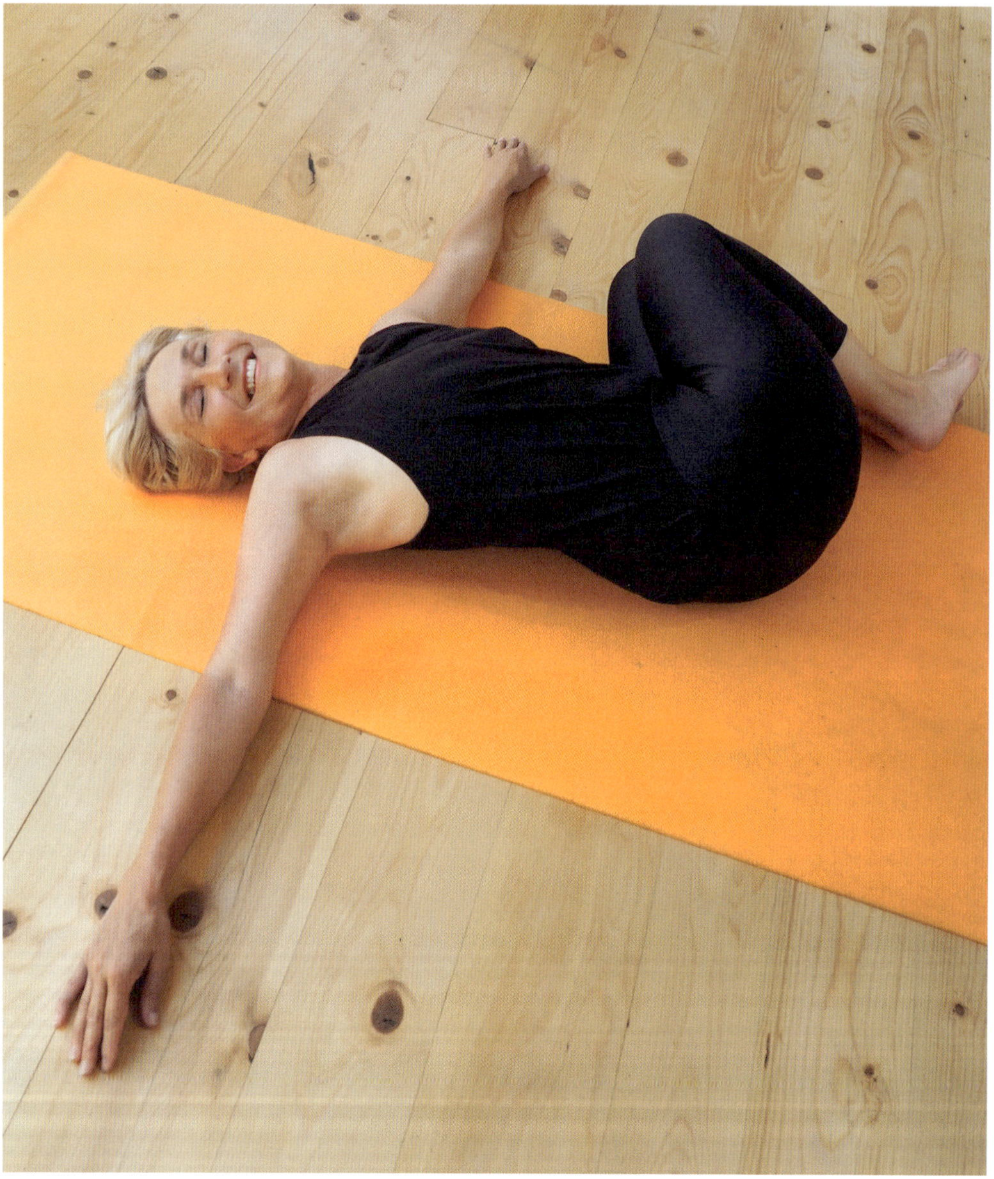

Obacht

Bleib mit den Schultern fest am Boden. Führe die Seitwärtsdrehungen immer sehr sanft aus. Solltest du in der Drehung unangenehme Spannungen spüren, ziehe die Beine sofort an, gehe in die Ausgangsposition, greife mit den Händen zwischen Oberschenkel und Knie und massiere den unteren Rücken mit leicht schaukelnden Bewegungen.

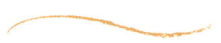

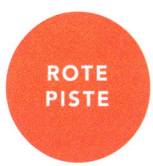

*Kreiz-Dran**

- baut Stauungen im unteren Bereich des Rückens ab
- weckt den Energiefluss
- macht die Wirbelsäule beweglich
- dehnt die Mitte des Körpers

Lege dich auf den Rücken und stelle die Beine auf. Die Arme liegen seitlich ausgebreitet neben dem Körper, die Handflächen zeigen nach unten.

Hebe jetzt die Füße ab und bringe die Knie in Richtung Brust. Mit der Ausatmung legst du die Knie beim rechten Oberarm ab und drehst den Kopf nach links. Verweile ein paar Atemwellen und spüre die Drehung in der Wirbelsäule.

Mit der Einatmung kommst du wieder zur Mitte und bei der nächsten Ausatmung legst du die Knie beim linken Oberarm ab und drehst den Kopf nach rechts.

Vorübungen
Haflinger, Berg,
Herz-Summ-Übung

Empfohlen
Solangst a Freid host.

* Wirbelsäulen-Drehübung

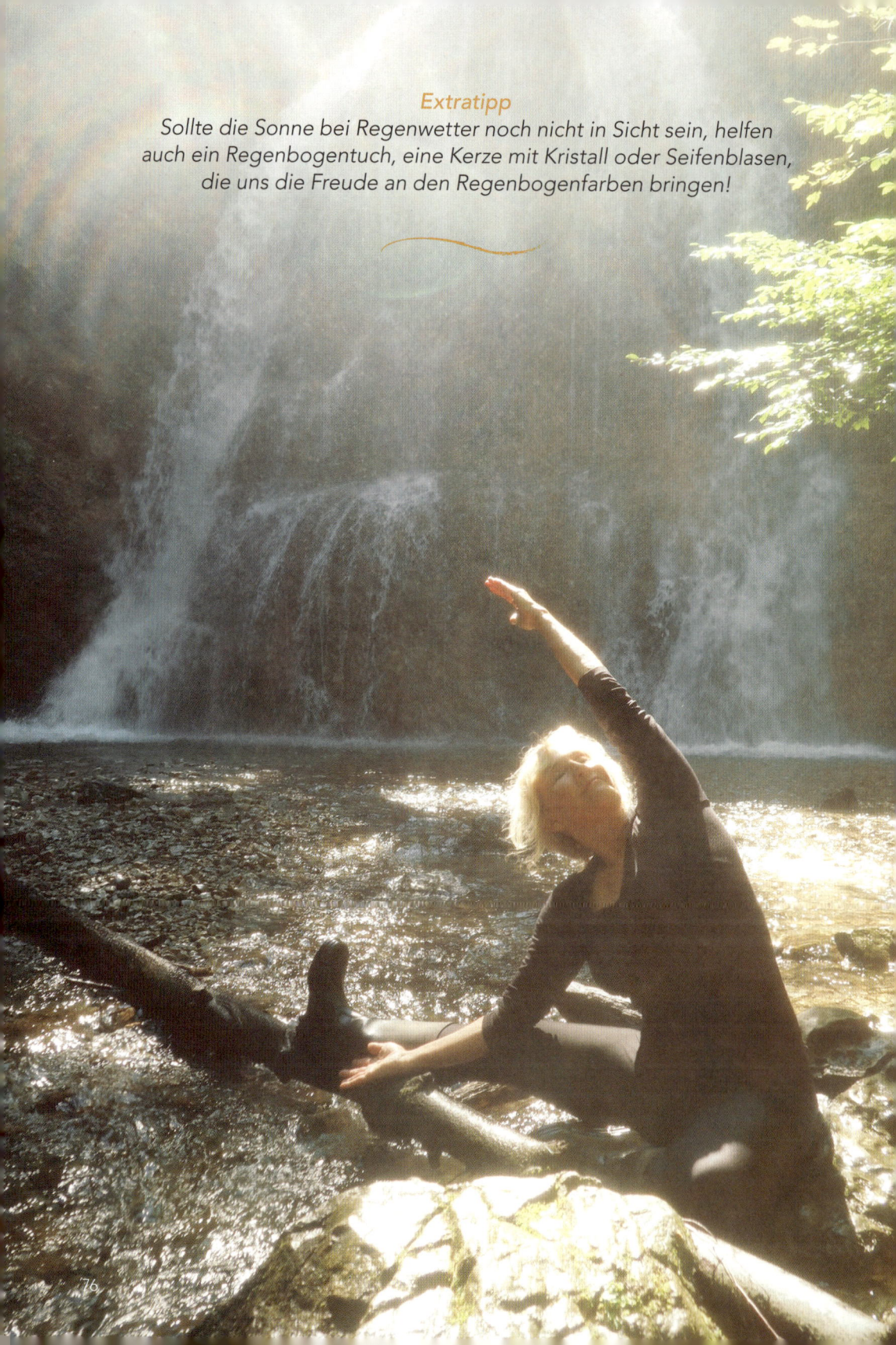

Extratipp
Sollte die Sonne bei Regenwetter noch nicht in Sicht sein, helfen
auch ein Regenbogentuch, eine Kerze mit Kristall oder Seifenblasen,
die uns die Freude an den Regenbogenfarben bringen!

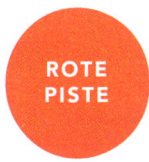

Regenbogen

- fördert Beweglichkeit und Kraft der Schultern
- vergrößert das Atemvolumen
- baut die Zwischenrippenmuskulatur auf
- kräftigt unseren wichtigsten Atemmuskel, das Zwerchfell

Setze dich mit gegrätschten Beinen auf den Boden.

Winkle das linke Bein an, sodass die Fußsohle die Innenseite des rechten Oberschenkels berührt. Der rechte Arm hängt am Körper nach unten, die Hand liegt mit der Handfläche nach oben am Boden auf.

Strecke den linken Arm nach oben. Mache die Wirbelsäule vom unteren Rücken her lang.

Schließe die Augen und beobachte deinen Atemfluss.

Lass deinen gestreckten linken Arm in Regenbogenfarben erstrahlen und komme mit der nächsten Ausatmung in einem weiten Bogen nach links. Der rechte Oberarm bleibt am Ohr.

Weite den Bogen beim Ausatmen liebevoll immer mehr (kein Ziehen!).

Verweile sechs Atemwellen, kehre zurück zur Mitte und genieße die Regenbogenruhe, bevor du das Ganze zur anderen Seite wiederholst.

Vorübungen
Katz, Herz-Summ-Übung, Dynamische Berg-Hocke-Übung

Empfohlen
Solangst a Freid host.

Obacht
Die Atmung wird schneller fließen als sonst, da die Bauchatmung eingeschränkt ist.

Fortgeschrittene Yogis vollenden den Bogen, indem sie mit der linken Hand die rechten Zehenspitzen berühren und sich nach oben drehen.

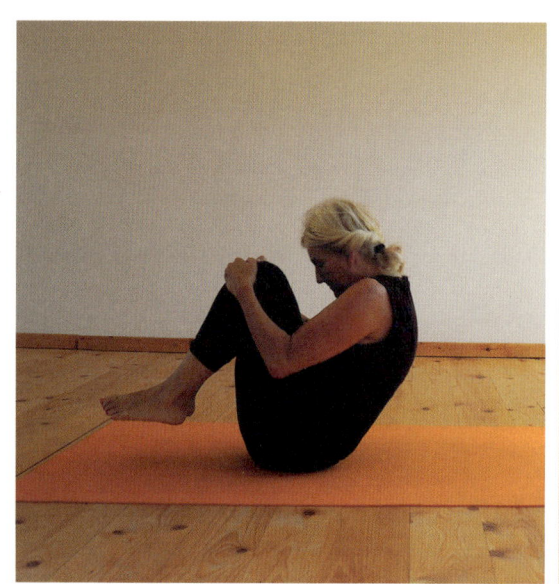

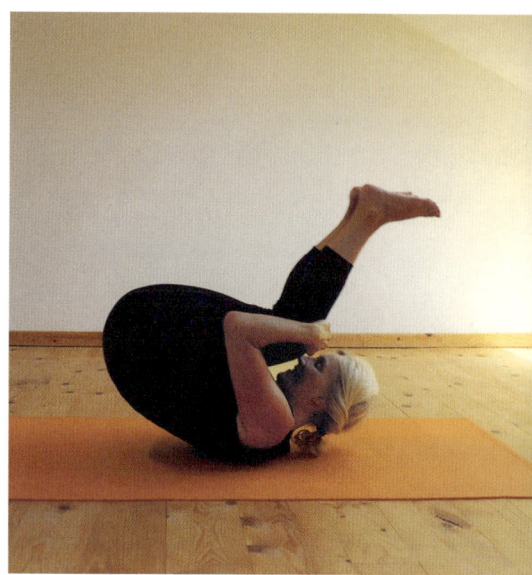

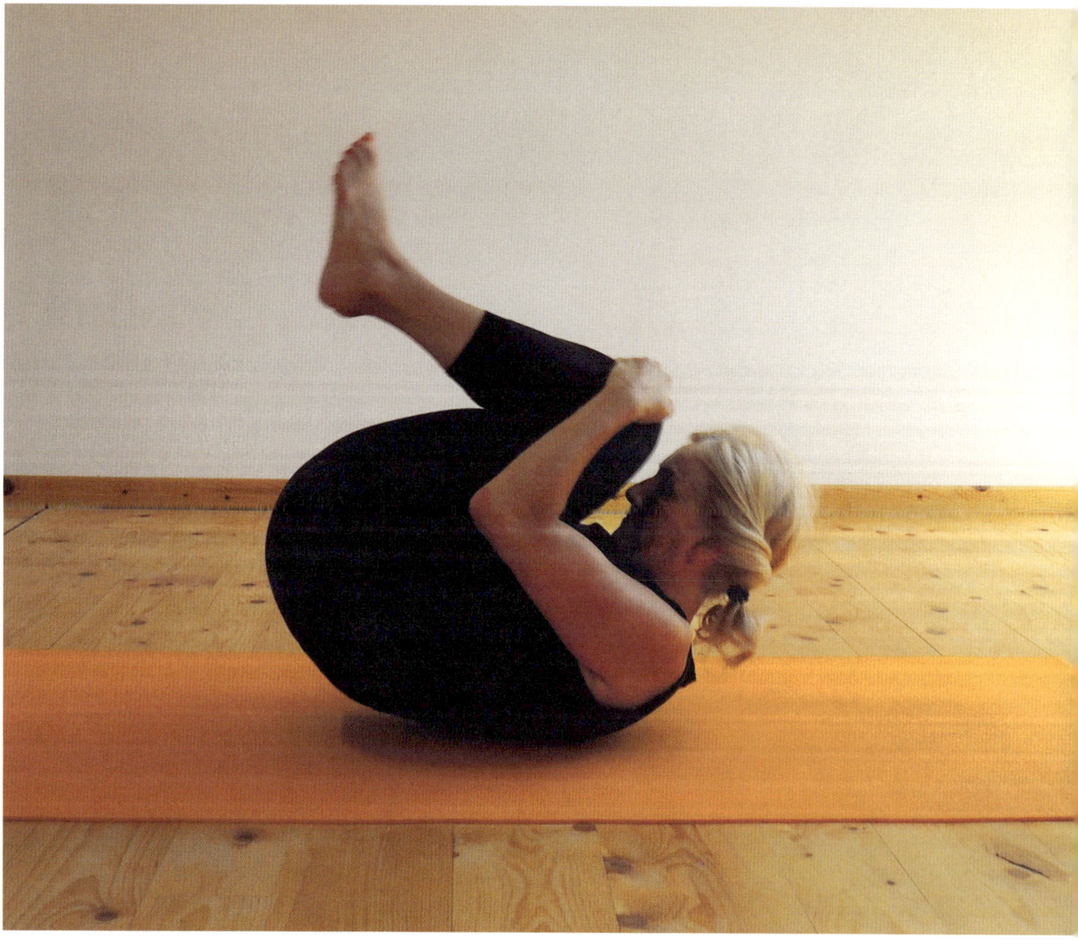

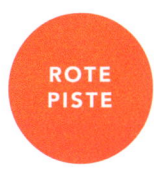

ROTE
PISTE

Schaukelstuhl

- macht den Rücken geschmeidig
- befreit die Rückenmuskulatur von Spannungen
- bringt Leichtigkeit in die Schultern
- erweckt das Purzelbaumgefühl

Setze dich mit angezogenen Knien auf den Boden. Umarme mit deinen Händen die Knie, sodass du einen guten Halt hast. Schließe die Augen und stelle dir vor, dein Rücken wird zur Lehne eines Schaukelstuhls. Lass den Schaukelstuhl sanft vor und zurück rollen. Halte dabei deinen Kopf ganz nah bei den Knien. Finde deinen eigenen griabigen Rhythmus.

Vorübungen
Gummibandl-Übung, Baamstamm roin, Steg-Plansch-Übung

Empfohlen
Lass deinen Rücken entscheiden, wie lange das Schaukeln Freid macht.

Extratipps
Polstere den Schaukelstuhl gut aus, indem du eine weiche Decke unterlegst.

Bei Übermut lasse dich nach hinten über einen Purzelbaum abrollen.

Obacht
Der Rücken soll die ganze Zeit schön abgerundet bleiben. Das Abrollen darf keine Schmerzen machen. Sorge dafür, dass der Rücken gut vorbereitet und warm ist.

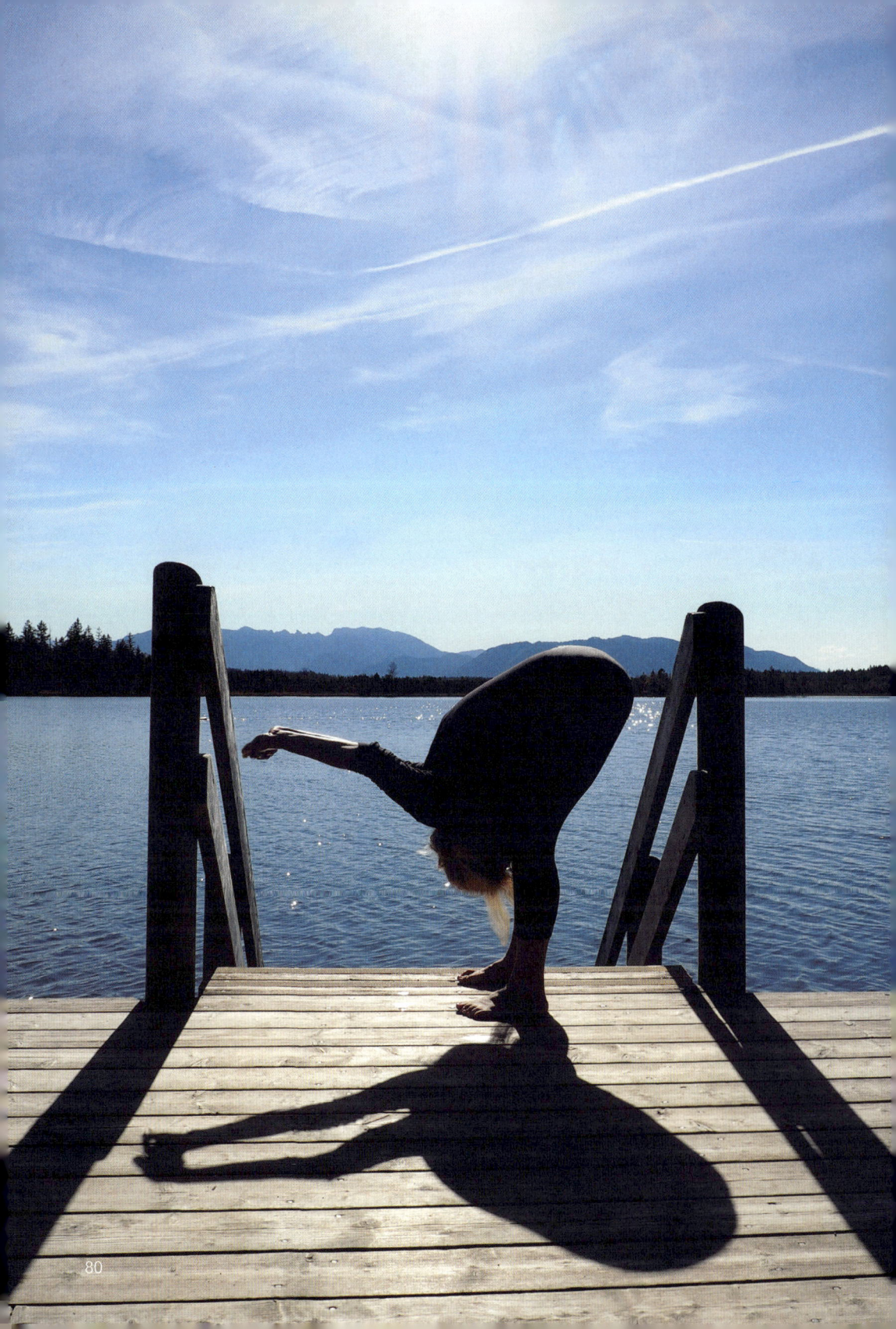

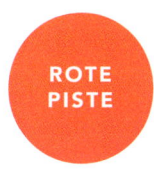

Flügerl-TÜV*

- strafft das Brustgewebe
- bringt Leichtigkeit ins Herz
- macht federleicht statt flügellahm

Stelle dich aufrecht mit leicht gespreizten Beinen hin.

Bringe deine Arme nach hinten, verschränke deine Finger und drehe die Handflächen nach außen, sodass die Schulterblätter eng zusammenkommen. Lass deine Arme zu einem Hebel werden, der Richtung Boden zieht. Verweile ein paar Atemzüge und ziehe das Kinn sanft in Richtung Brustbein. Bringe dann mit der Ausatmung deinen Oberkörper nach unten. Ziehe die Augenbrauen nach oben und genieße die Helligkeit und Weite, die über den Augen entsteht. Lass den Kopf eine Weile hängen, bevor du die Stellung löst. Erlebe dann die neu gewonnene Freiheit deiner Flügel.

Gönne dir und deinen Flügeln regelmäßig so einen TÜV, um Schäden zu vermeiden.

Vorübungen
Fiaß-Hutschn, Berg

Empfohlen
Bis sich die Schultern in Flügerl verwandeln.

Obacht
Bei leicht beginnenden Kopfschmerzen nicht zu weit nach vorne gehen!

Extratipp
Die Übung lässt sich optimal auch in den Alltag integrieren: beim Spazierengehen, auf einer Bergtour oder im Büro – vorausgesetzt, man trägt entsprechend bewegliche Kleidung. Angespanntes Denken bedeutet auch oft angespannte Schultern!

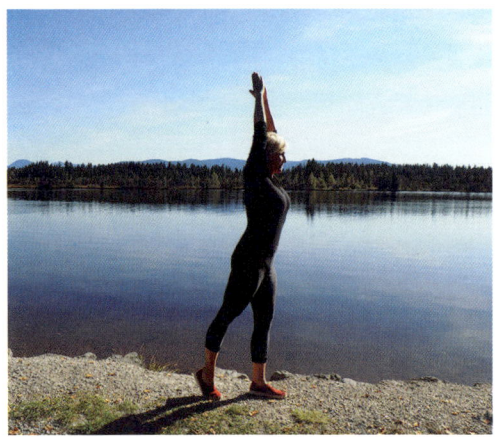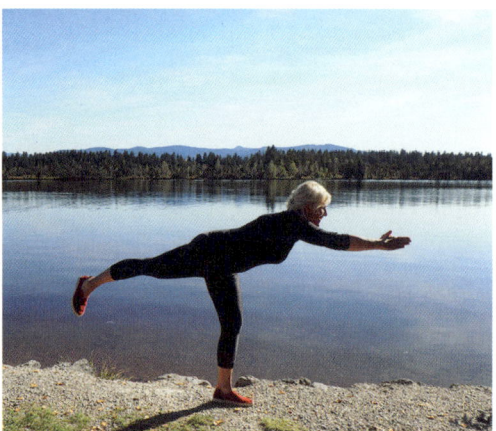

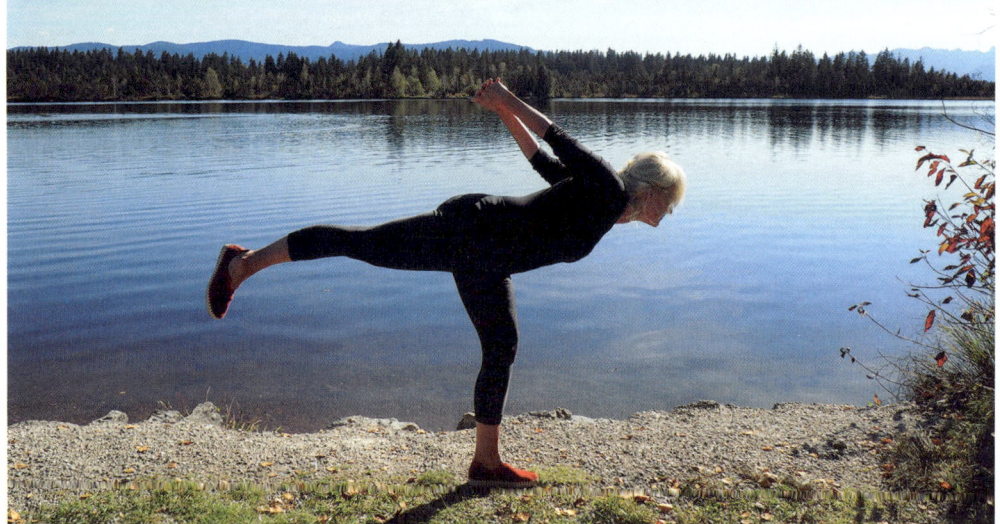

Extratipps

Gleichgewichtsübungen sind von der Tagesform abhängig. An manchen Tagen empfiehlt es sich einfach, auf der blauen Piste zu bleiben. Wenn sich der Nacken anspannt und dir heute die Waage nicht gelingt, mach einfach den Haflinger und versuche die Waage am Wochenende oder im Urlaub noch einmal!

Wenn das Leben Achterbahn fährt, streichle während der Übung den Bauch, bevor du den Hebel aufbaust, um dein Zentrum zu finden.

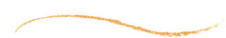

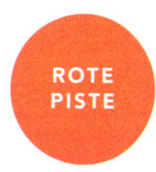

Waage & Schweiberl *

- bringt innere Balance
- wirkt harmonisierend
- fördert Erdung und Standvermögen

Stelle dich mit geschlossenen Beinen hin.

Lasse während der ganzen Übung die Atmung ruhig fließen! Verlagere das Gewicht auf den rechten Fuß, bis Wurzeln gewachsen sind. Stelle dann den linken Fuß nach hinten auf die Zehen. Komme mit den Händen in die Gebetshaltung und strecke die Arme über den Kopf nach oben. Baue in deiner Vorstellung einen stabilen Hebel von den Fingerspitzen bis zu den Zehenspitzen auf. Komme beim Ausatmen entschlossen und mit geöffneten Augen mit den Armen und dem Oberkörper nach vorne. Versuche von der Mitte aus deinen Hebel waagerecht auszubalancieren. Der Nacken ist dabei sanft gedehnt. Der Blick ruht am Boden.

Wechsle das Standbein nach ein paar Atemwellen.

Variante
Führe die Waage durch, bis du den Hebel in der Waagerechten hast. Führe dann die Hände auf den Rücken, verschränke die Finger und öffne dabei den Brustkorb, sodass du dich frei wie eine segelnde Schweiberl fühlst.

Vorübungen
Fiaß-Hutschn,
Haflinger, Berg

Empfohlen
Solangst a Freid host.

Obacht
*Nicht immer lässt
sich der Hebel in
der Waagerechten
einrichten. Knicke ihn
nie ab, sondern lasse
ihn lieber steiler nach
oben stehen!*

* Schwalbe

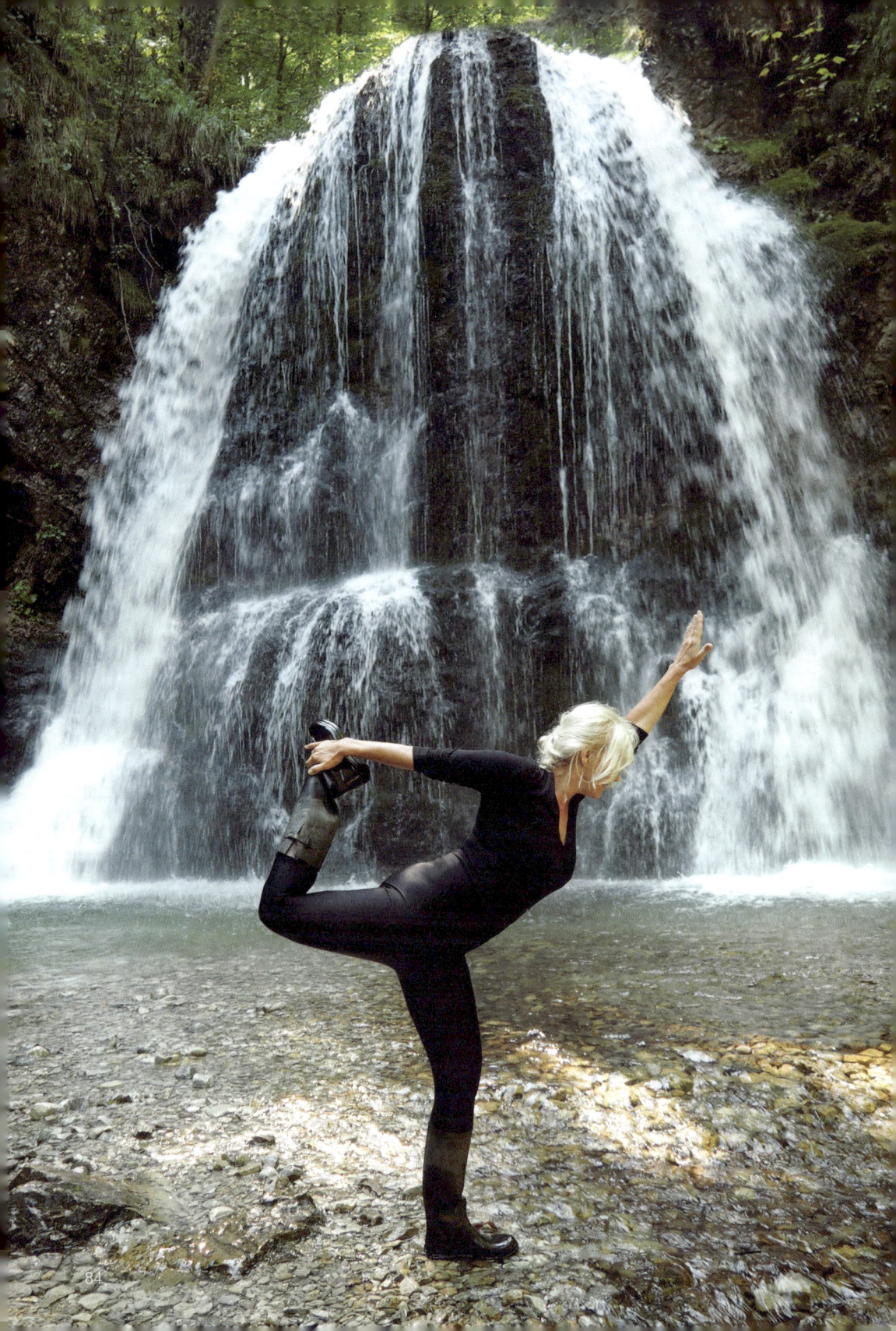

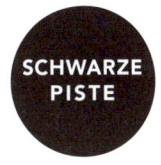

SCHWARZE
PISTE

Tänzer

- weitet den Brustkorb
- schenkt Leichtigkeit
- zeigt die innere Schönheit

Stelle dich mit geschlossenen Beinen hin.

Schließe die Augen, spüre die Fußsohlen und lasse sie zu Wurzeln werden. Öffne die Augen und verlagere das Gewicht auf den linken Fuß. Hebe den rechten Fuß und umfasse den Knöchel mit der rechten Hand. Führe den linken Arm nach oben, sodass von den Finger- bis zu den Zehenspitzen eine Linie entsteht. Kippe in dieser Position den Oberkörper nach vorne, bis der Bauchnabel zum Boden zeigt.

Indem du den Knöchel weit nach oben führst, spannt sich ein Bogen durch die Körpermitte vom linken Fuß bis zu den rechten Fingerspitzen.

Der Blick ist nach unten gerichtet, sodass der Nacken entspannt bleibt.

Genieße die tänzerischen Atemwellen, solange es dir möglich ist – dann wechsle das Standbein.

Vorübungen
Fiaß-Hutschn,
Haflinger, Berg

Empfohlen
Solangst a Freid host.

Obacht
Ein Tänzer darf auch mal hüpfen und durch Armbewegungen ausbalancieren. Sobald ein grimmiger Gesichtsausdruck entsteht, wieder mit beiden Füßen zum Stehen kommen.

Extratipps
Der Tänzer ist sehr geeignet, einen langen Bürotag abfließen zu lassen. Ein Fußbad und eine pflegende Fußmassage helfen dabei.

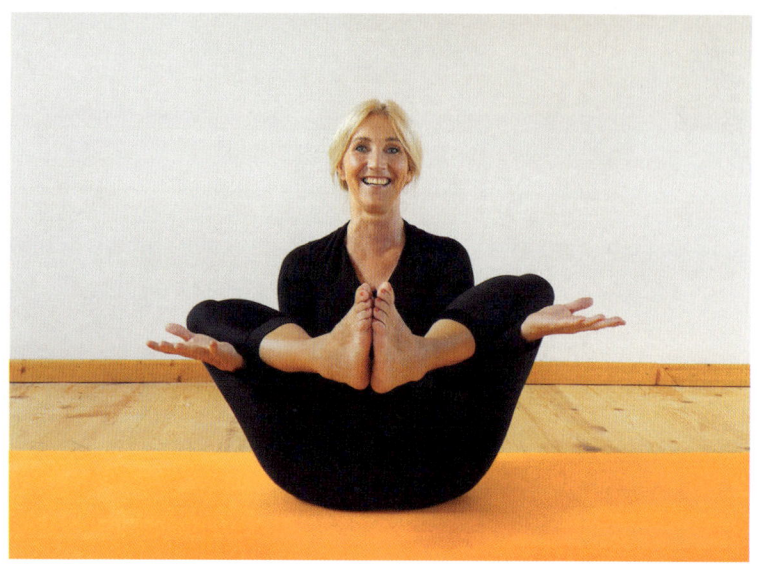

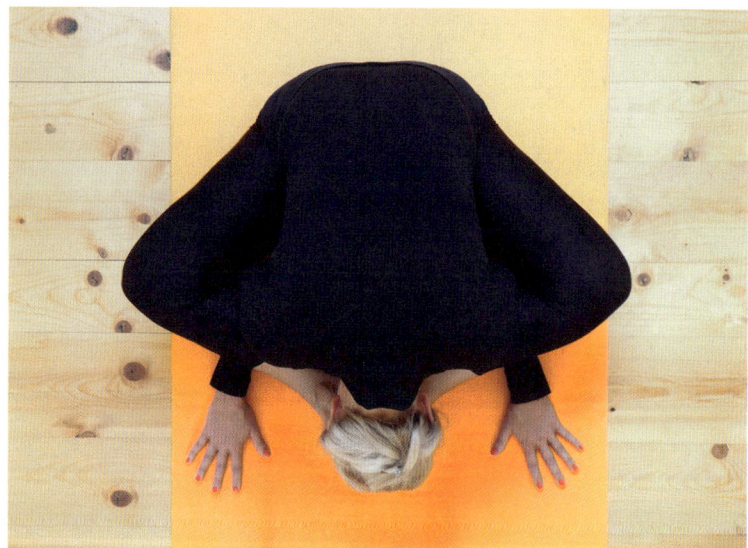

Extratipps

Versuche immer, deine Sitzhöcker zu spüren, dann richtet sich deine Blume leichter auf. Falls es zu schwer fällt, die Füße abzuheben, können sie auch am Boden wurzeln. Lasse deine Blume auch mal im Freien auf einer Wiese aufblühen, bis der Abendstern kommt.

Mit einiger Übung kann die Stirn im Stern auf den Füßen ruhen.
Dann ist die schwarze Piste erreicht!

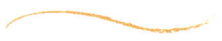

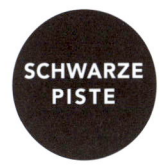

Blume & Stern

- lockt dich aus dem Alltag
- schult das Gleichgewicht im Sitzen
- lässt die Schönheit erblühen
- regeneriert besonders die Bandscheiben der Lendenwirbel
- schenkt jugendlichen Hüftschwung

Setze dich mit angewinkelten Beinen auf den Boden und führe deine Arme unter den Knien durch.

Werde zu einer blühenden Blume, indem du deine Hände öffnest und die Füße anhebst. Verweile eine Zeit in voller Blüte.

Danach gehst du direkt in den Stern über: Lass die Füße auf den Boden sinken. Lege die Fußflächen aneinander. Drehe die Handflächen nach unten und lege sie am Boden ab.

Spüre, wie die Stirn mit jeder Atemwelle ein Stück näher an die Füße sinkt. Genieße das Gefühl, nach allen Richtungen wie ein Stern zu funkeln.

Vorübungen
Zittergras,
Flamenco-Übung

Empfohlen
3 Mal
Blume-Stern-Zyklus

Obacht
Lass kein Ziehen
und Zerren zu, um den
Kopf Richtung Füße
zu bringen.
Sterne funkeln nicht
immer gleich hell!

Obacht
Nur mit entspanntem Nacken darfst du von der Kerze in den Pflug wechseln. Falls du unsicher bist, kannst du auch vom Teelicht in den halben Pflug wechseln. Dabei bleibt der Rücken mit den Händen gut abgestützt und die Beine schweben schräg bis waagerecht über dem Boden.

Löse den Pflug sofort, sobald Unbehagen oder Atemlosigkeit auftreten!

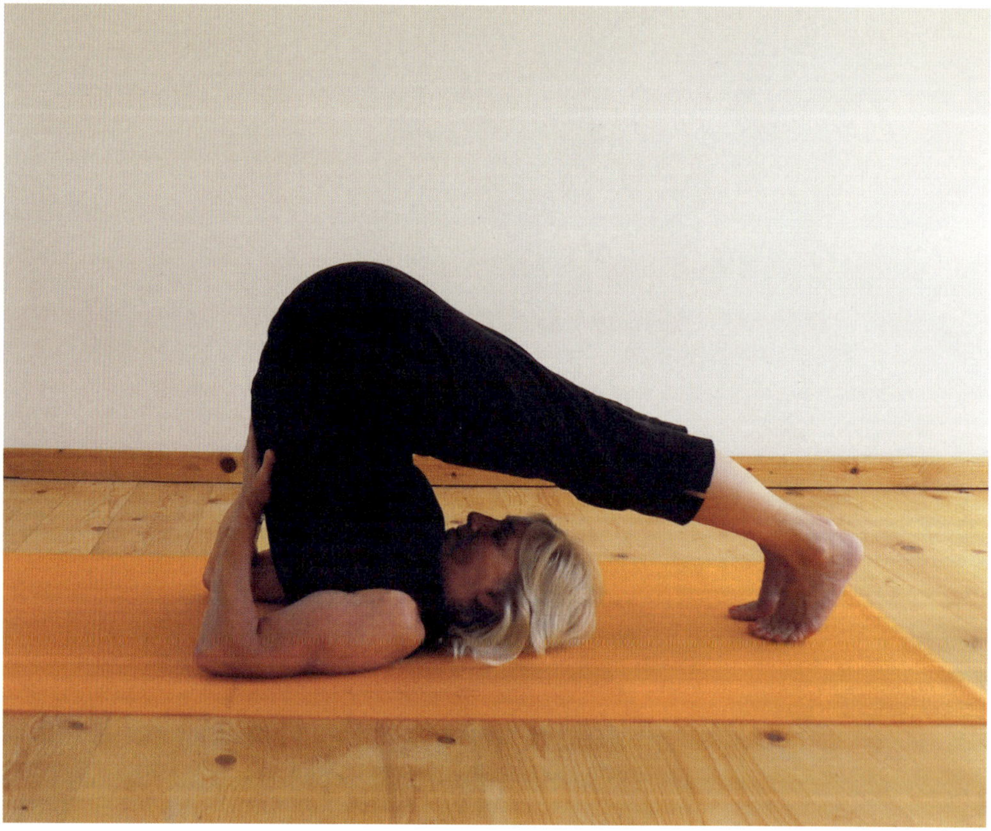

Extratipp
Die Übung fällt leichter, wenn die Füße hinter dem Kopf auf einem Stuhl mit weichem Kissen oder auf einer Couch abgelegt werden.

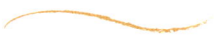

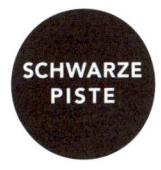

SCHWARZE PISTE

Pflug

- versorgt die Nervenzellen wunderbar mit Blut
- ist eine Erfrischungskur für die Wirbelsäule
- sorgt für Spannkraft und Ausstrahlung in der Körperhaltung
- fördert die Verdauung
- kurbelt den Energiefluss im Rückgrat an

Lege dich auf den Rücken und komme in die Kerze (siehe S. 72).

Stütze den Rücken in der Kerze gut mit deinen Händen und Ellbogen ab. Senke mit der Ausatmung die gestreckten Beine über den Kopf zum Boden. Die Fußspitzen zeigen zum Kopf, die Fersen dehnst du sanft Richtung Boden – die Achillessehne freut sich!

Strecke nun deine Arme zu den Füßen und versuche, mit den Händen zu den Zehen zu kommen. Schließe die Augen und beobachte deinen Atemfluss. Stell dir dabei vor, wie sich deine Bandscheiben wie Schwämme mit Wasser aufpolstern.

Löse die Stellung nach einiger Zeit langsam wieder. Bleib dabei ruhig noch eine Weile mit angewinkelten Beinen auf der Stirn im Teelicht. Rolle dann Wirbel für Wirbel den Rücken ab und stelle die Beine angewinkelt auf. Lass die Arme beim Nachspüren neben dem Körper ruhen.

Vorübungen
Haflinger, Berg, Kerze

Empfohlen
Kann von einigen Atemwellen bis zu einer ganzen Minute gesteigert werden.

A bisserl Yogeln geht immer!*

Jodeln ist seit Jahrhunderten als bayerische Tradition bekannt. Das Yogeln dagegen erfreut sich erst in jüngerer Vergangenheit immer mehr Beliebtheit. Dabei ist nicht belegt, welche Herleitung des Wortsinns die richtige ist. In jedem Fall hat das Yogeln mit der Übertragung indischer Yogaweisheiten auf den bayerischen Alltag zu tun.

Der Arbeitsalltag gehört nun mal zu unserem Leben – klug ist es also, das Leben nicht erst nach der Arbeit einzuplanen! Gönn dir täglich Yogel-Pausen!

In der ayurvedischen Tradition heißt es: Der erste Tag deiner Krankheit ist der, an dem du mehr Energie verbraucht hast als du zurückgewonnen hast. Die im Arbeitsalltag verlorene Energie versuchen wir oft in Kaffee-, Tee- oder Zigarettenpausen wieder zu bekommen. Yogeln stellt eine effektivere Variante der kurzen Alltagspausen dar. Frische Luft, tief durchatmen und fünf Minuten Bayrisch Yoga – das bringt Schwung und Energie!

In heimischen Mittelstandsunternehmen bewährt sich das Yogeln unter den Mitarbeitern schon bestens. Die Verbindung mit der Natur über die Atmung und die Besinnung auf sich selbst in kurzen Übungen sollten wir nicht nur auf das Wochenende verschieben. Auch am Arbeitsplatz lässt sich ein eigener Kraftplatz einrichten – oder einfach ausfindig

*Ein bisschen Bayrisch Yoga geht immer!

machen. Der Blick aus dem Fenster auf einen großen Baum oder eine Rose im Zimmer können schon reichen. In der Mittagspause zehn Minuten Stille in einer Kirche zu genießen, gehört ebenso zum Yogeln wie das herzhafte Gähnen oder eine Fiaß-Hutschn beim Schlangestehen.

Yogeln geht überall – schließlich braucht man dafür keine Ausrüstung. Auch ganz kleine Einheiten des Yogelns zeigen Wirkung – am besten mit vielen Wiederholungen.

Vertraute Übungen sollten über einen längeren Zeitraum immer wieder Platz im Leben finden. So werden sie zum Ritual und geben wie alles, das in einem bestimmten Rhythmus wiederkehrt, Halt und Vertrauen.

Nimm dir Zeit zum Yogeln – es ist ein Innehalten, um Energie zu tanken.

Christine Rank

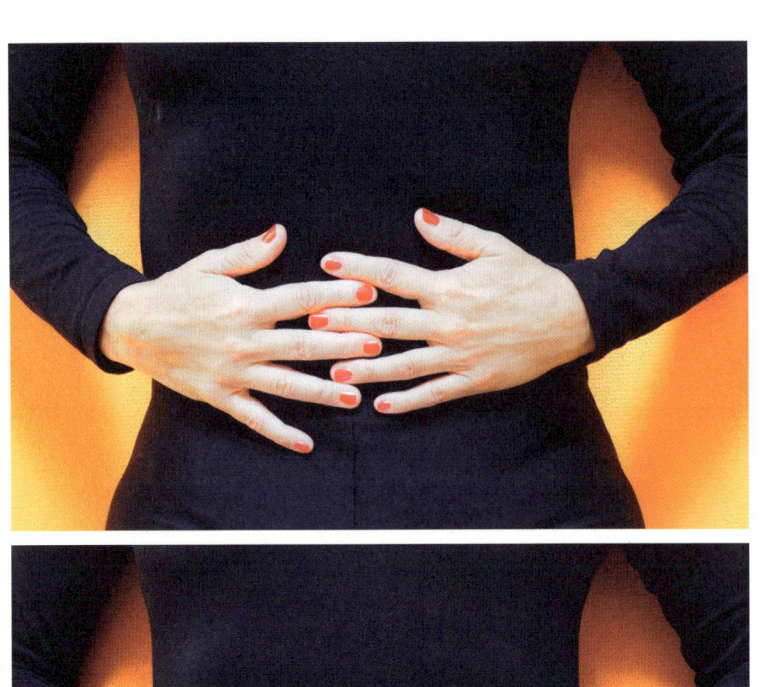

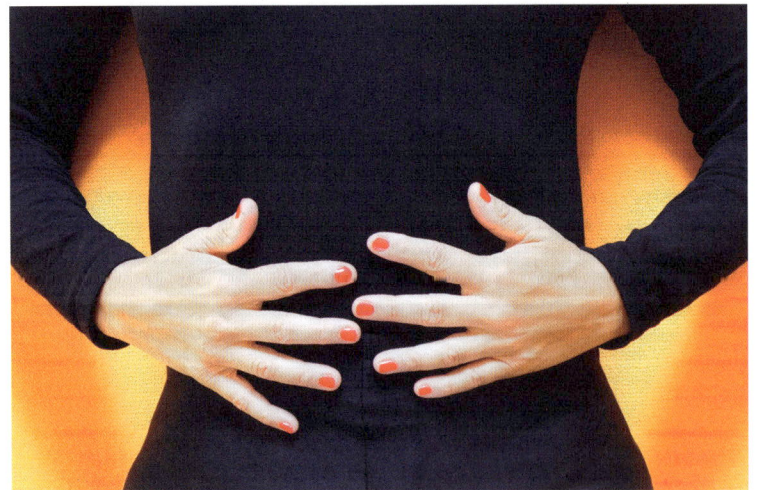

Reißverschlussatmung

Lege dich auf den Rücken. Lass die Füße leicht auseinander fallen.

Schließe die Augen und lege die Hände auf den Bauch, sodass die Finger wie die Zähne eines Reißverschlusses leicht ineinander verschoben sind. Spüre, wie die Finger mit den Atemwellen abwechselnd sanft in- und auseinandergleiten.

Lasse dabei immer tiefere und ruhigere Atemwellen im Bauch entstehen.

Die Übung kann auch im Sitzen durchgeführt werden und so zum Beispiel auch im Büro, im Zug, im Wartezimmer oder kurz vor dem Essen eingebaut werden.

Empfohlen
Solang bis der Reißverschluss nimma zwickt.

Extratipp
Bevor du deine Entspannungslage einnimmst, verwöhne deine Hände, indem du an jedem einzelnen Finger vom Fingergrundgelenk bis zur Fingerkuppe eine pflegende Handcreme mit angenehmem Duft einmassierst. Reibe anschließend deine Handflächen aneinander.

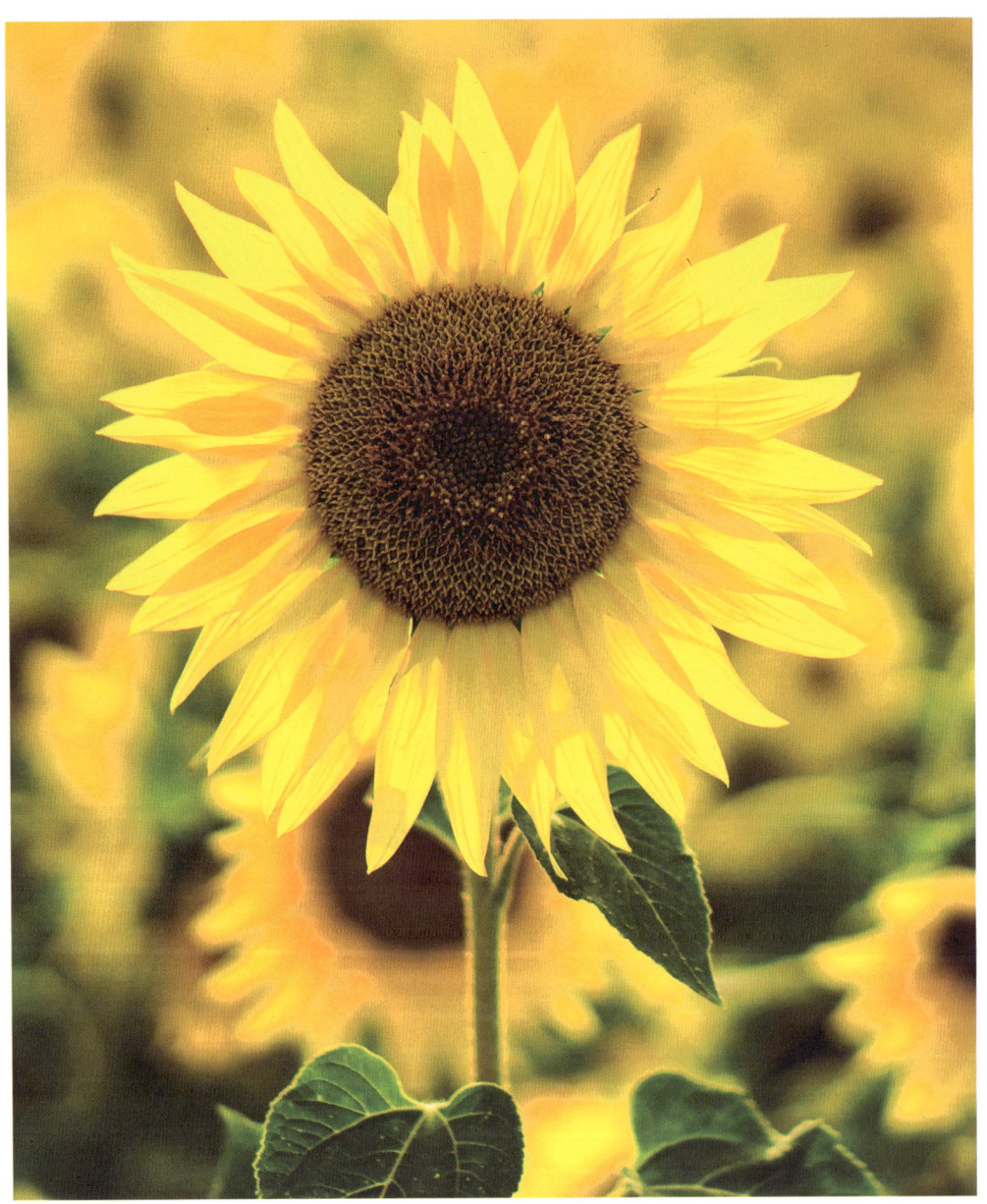

Sonnenentspannung

Lege dich mit ausgestreckten Beinen auf den Rücken, lass die Füße leicht auseinander fallen und die Hände auf dem Bauch ruhen. Schließe die Augen, ziehe das Kinn leicht in Richtung Brust und lasse den Unterkiefer ganz entspannt.

Spüre, wie sich die Bauchdecke mit der Einatmung ganz sanft hebt und mit der Ausatmung wieder senkt. Lasse den Atem ruhig und tief fließen und stell dir vor, dass langsam die Sonne in deinem Körper aufgeht.

Die Sonne in deinem Körper sorgt für wunderbare Wärme, Leichtigkeit und Freid. Lasse sie in die Beine, Füße, Zehen strahlen. Spreize die Zehen dabei und lasse sie sich im Sonnenschein räkeln.

Die Sonne scheint auch im Rücken die Wirbelsäule entlang über die Schultern in die Arme bis in die Fingerspitzen. Spreize auch die Finger der Sonne entgegen und lass wieder los.

Die Sonnenstrahlen erfüllen den Brustraum, die Lunge, das Herz und verbreiten sich auch im Nacken, am Hals, im Kopf und zaubern ein warmes Lächeln ins Gesicht.

Empfohlen
Unabhängig vom Hauttyp kannst du diese Sonnenstrahlen so lange genießen, wie du Lust hast.

Obacht
Bei Problemen im Lendenwirbelbereich lege dir eine Handtuchrolle oder ein Kissen unter die Knie!

Extratipp
Schau dir mal wieder bewusst eine Sonnenblume im Bauerngarten an: Sie trägt ihren Kopf aufrecht, mit dem Kinn zur Brust gewandt und lässt sich immer die Sonne ins Gesicht scheinen. Nimm sie dir zum Vorbild!

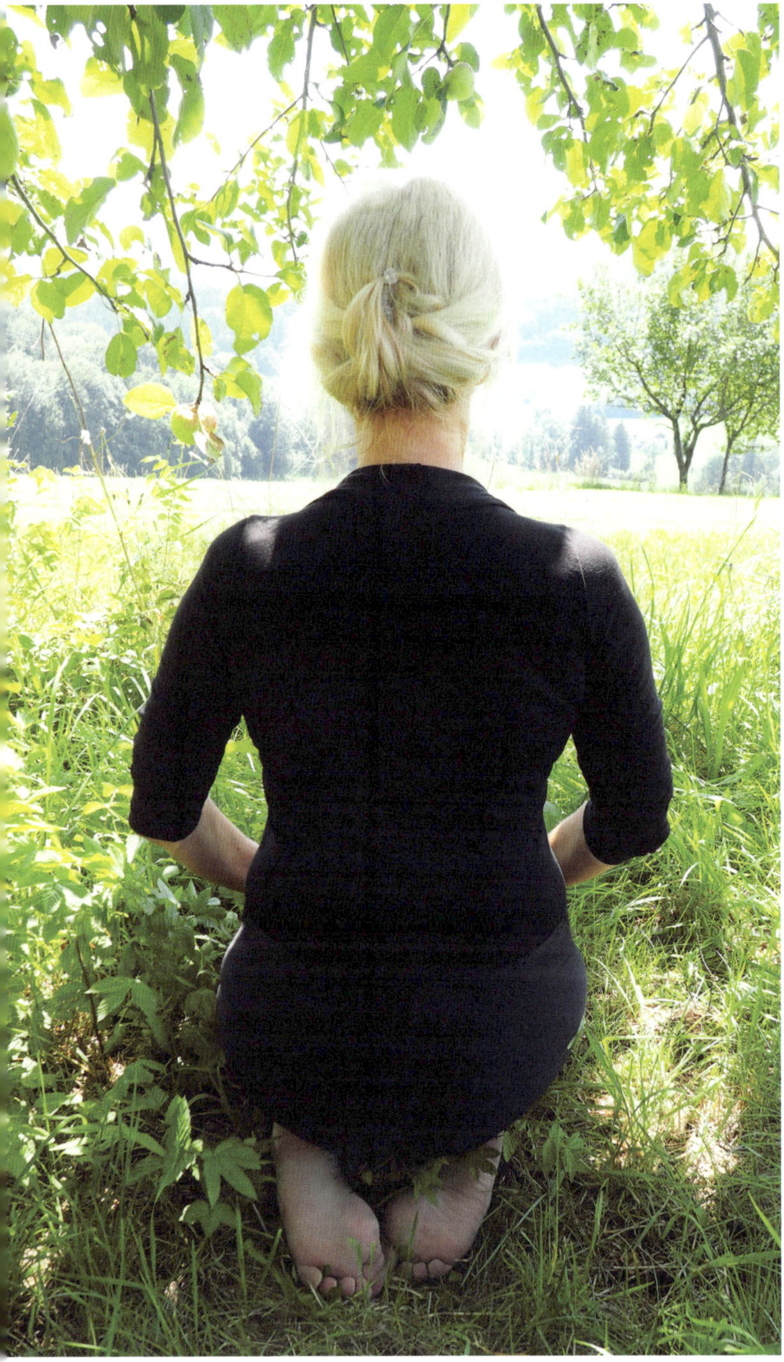

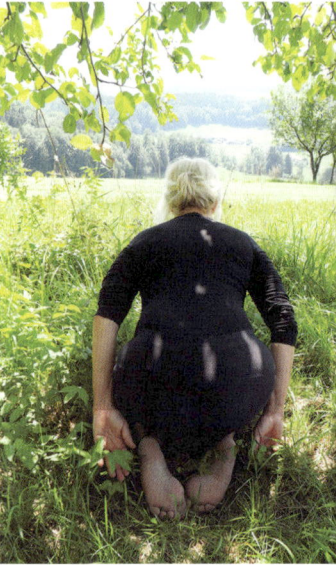

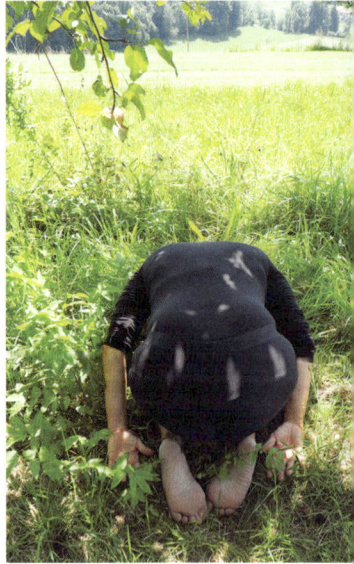

Stellung des Kindes

Setze dich auf deine Fersen und lege die Arme und die Stirn vor dir auf dem Boden ab.

Mit jeder Atemwelle lässt du Arme und Rücken länger wachsen. Sobald sich ein Freiheitsgefühl im Rücken ausbreitet, bewege die Arme nach hinten und lege sie mit den Handflächen nach oben neben dem Körper ab. Die Brust ist vollkommen eingerollt gegen die Knie gedrückt. Spüre die beruhigende Wirkung und bade in Geborgenheit!

Empfohlen
Solangst a Freid host.

Extratipp

Bevor du in die Stellung eintauchst, verwöhne deinen Bauch mit sanft kreisenden Bewegungen im Uhrzeigersinn um den Nabel herum. So kannst du dich von der Mitte heraus finden, dann sammeln und schließlich auftanken.

Schee staad*

In der Stille lerne ich, der Stimme meiner Intuition zuzuhören. Diese Stimme hat immer Recht, sie ist immer da – wird aber oft im Gewusel des Alltags überhört.

Nur in Stille kann man die Fähigkeit entwickeln, sich zu versenken, in sich hineinzuschauen, sich zu beobachten, sich neu zu entdecken und bewusst im Einklang von Körper, Seele und Geist zu erleben. Solange wir nicht ruhig werden, schweigen und nach innen lauschen, werden wir nicht wirklich verstehen, was in uns selbst vorgeht.

Im Alltag sind wir oft umgeben von Lärm und Radau. Sogar in der U-Bahn empfangen wir Nachrichten, ständig werden wir auf den neuesten Stand gebracht. Im Kaufhaus dudelt Musik und auch beim Autofahren, beim Sport oder zu Hause ist es selten still. Wer die Geräuschkulisse der Umgebung hinter sich lassen kann, hört die innere Stille. Die Stille kann zunächst unangenehm sein. Aus eigener Erfahrung weiß ich, dass es oft leichter ist, aktiv zu sein als einfach a Ruah gebn**. Doch Stille lässt uns erkennen, was unter der Oberfläche unseres Lebens liegt. In der Stille sind wir allein mit uns selbst. Für mich sind Stilleerlebnisse auf einem Berggipfel, in einer Kirche oder beim Yoga die besten Lehrmeister.

Stille ist wie ein tiefer See ohne Wellen in uns. Sie führt uns tief ins Zentrum und hilft, ihre wahre Natur zu erleben.

* Schön still
** eine Ruhe geben

Yoga ist ein Weg, der jeden Tag in einen stillen Winkel führen kann.

Auch ich spüre, dass durch Druck, Probleme, Schicksalsschläge oder auch durch den Sog eines lärmreichen Tages die Yogaübungen schwerer fallen. Die Achtsamkeit auf den Atem, Schweigen und die Übungen des Bayrisch Yoga sorgen dafür, dass man langsam sich selbst näher kommt. Das kann ein guter Weg zur Stillefindung sein.

Ruhe findet nur, wer sich seiner inneren Wirklichkeit stellt und sie bejaht, wie sie ist.

Anselm Grün

Ah, da schau her!

Mit den Augenübungen pflegst du deine Augen. Sie können den Glanz der Kinderaugen zurückbringen und deine Sehschärfe aufpolieren. Sie schulen das physische und das geistige Sehvermögen.

Wer sich regelmäßig eine Bayrisch-Yoga-Auszeit gönnt, dem sieht man das auch an: Das Pulsieren der Lebenskraft lässt die Augen strahlen und man beginnt, klarer zu sehen.

Im Sinne des gemütlichen Bayrisch Yoga ist auch zu empfehlen, im Alltag das „sanfte Sehen" einzubauen, anstatt stundenlang Übungen machen zu müssen. Halte auf einem Spaziergang Ausschau nach Dingen, die eine Augenweide für dich sind – und lasse die Kühe da gemütlich grasen. Halte dir dabei auch mal die Ohren zu, schließe die Augen und gehe damit ins Innere. Genieße die spirituellen Abenteuer der bunten Bilder, die entstehen, wenn man mit geschlossenen Augen ins Licht schaut. Spüre den Wandel vom äußeren Sehen zum inneren Schauen.

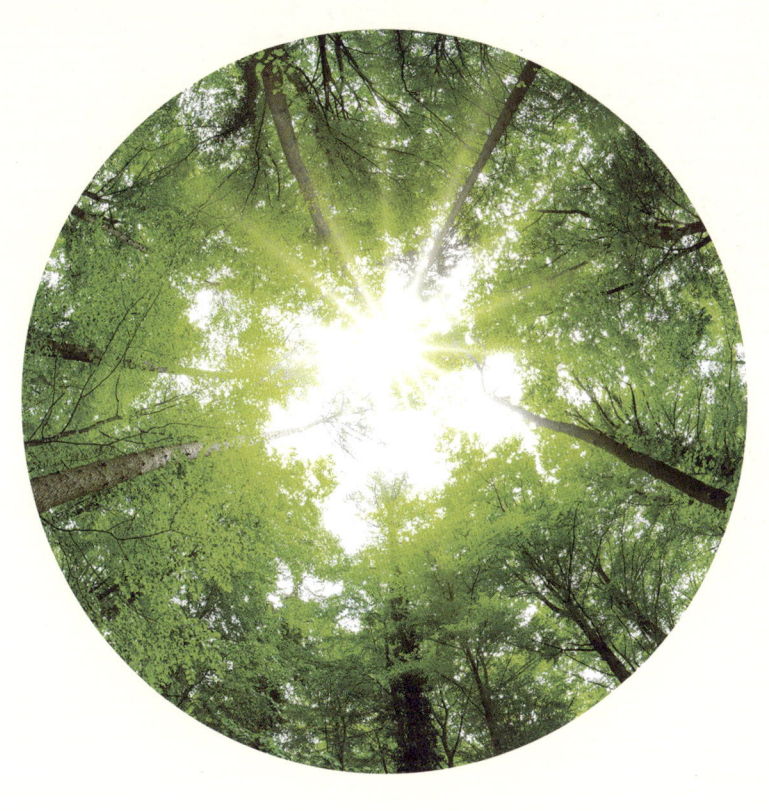

*Verlieren wir das Wohl
anderer Wesen aus den
Augen, ist es so, als wären wir
auf einem Auge blind.*

Dalai Lama

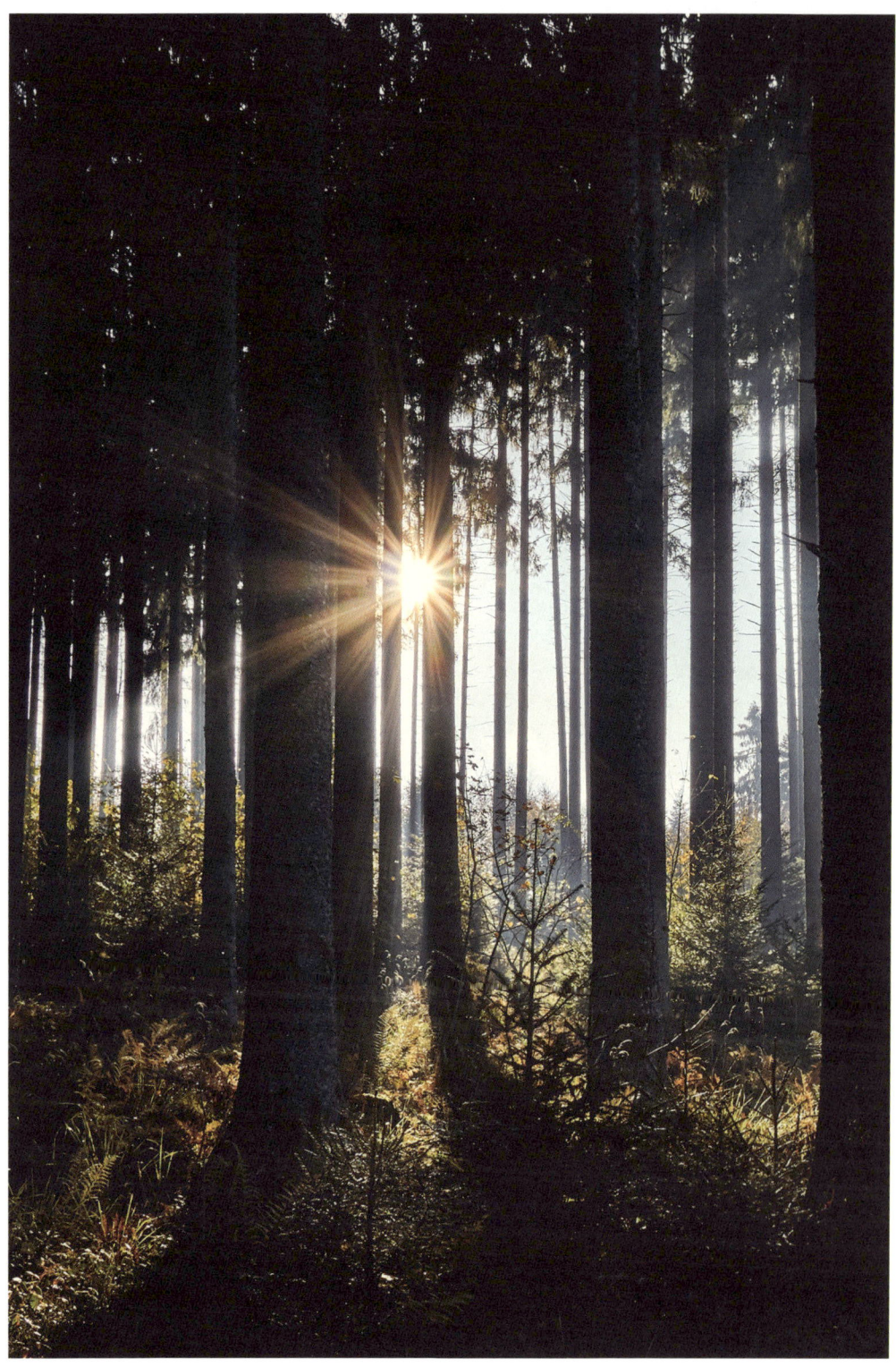

Augenkissen

Reibe die Handflächen aneinander, bis du eine wohltuende Wärme spürst. Begleite das Reiben mit intensiven Atemwellen. Lege die warmen Handflächen zuerst auf die Ohren und tauche in die Stille ein. Reibe die Hände noch einmal mit geschlossenen Augen aneinander. Decke dann die Augen sanft mit den Handballen zu, sodass die Finger über der Stirn liegen. Beobachte, wie die Augäpfel in den Augenhöhlen ruhen dürfen. Stelle dir mit immer noch geschlossenen Augen vor, wie du aus dieser Höhle ins Licht schaust. Lasse in deinem Inneren Bilder statt Gedanken entstehen – zum Beispiel von einem dunklen Wald, in den langsam einzelne Sonnenstrahlen fallen.

Genieße die einkehrende Ruhe. Lass die Dunkelheit sich auch in schöne Nuancen verschiedener Graustufen verwandeln.

Empfohlen
Regelmäßig
3 Mal am Tag

Es gibt keine Fehler und Zufälle. Alle Ereignisse sind Segnungen, die uns geschenkt werden, damit wir daraus lernen. Lerne mit der Stille in dir in Kontakt zu kommen und wisse, dass alles im Leben seinen Sinn hat.

Elisabeth Kübler-Ross

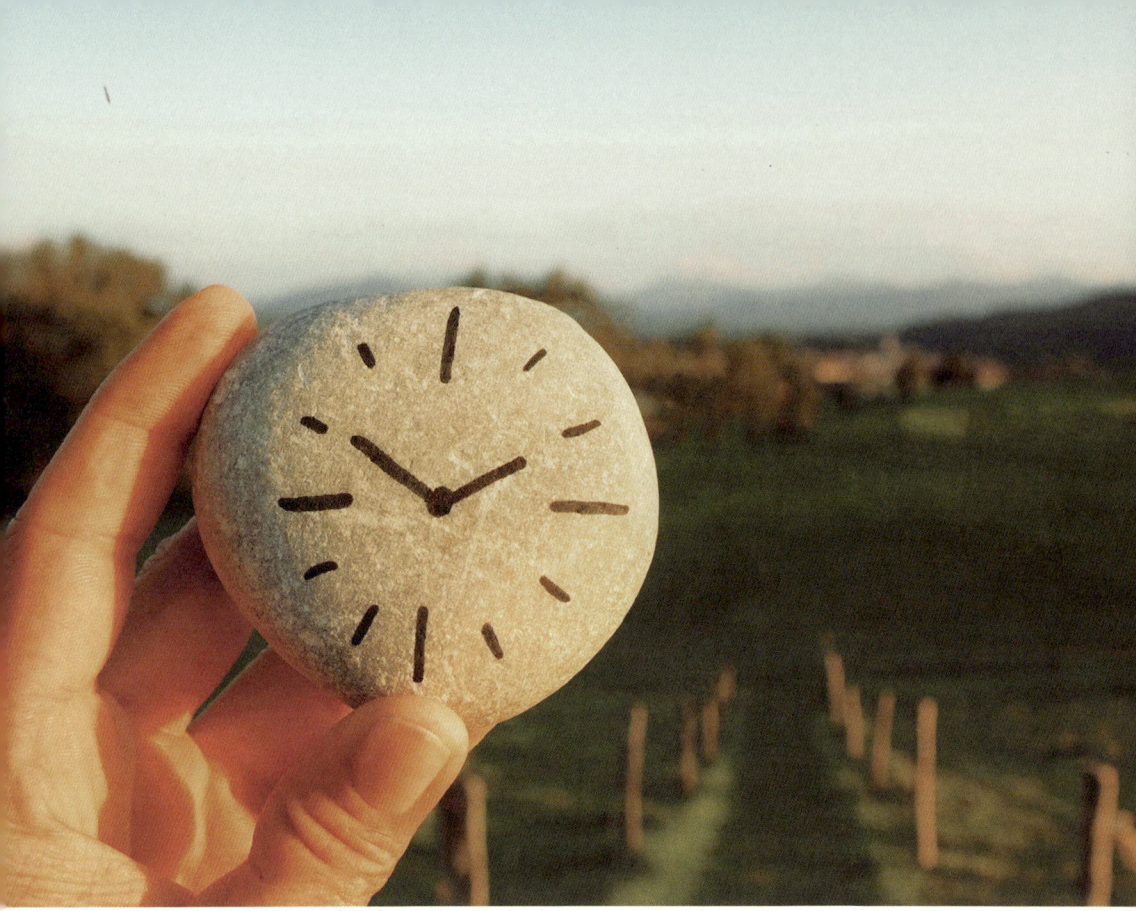

Nimm dir Zeit, um zu arbeiten; es ist der Preis des Erfolges.

Nimm dir Zeit, um nachzudenken; es ist die Quelle der Kraft.

Nimm dir Zeit, um zu spielen; es ist Geheimnis der Jugend.

Nimm dir Zeit, um zu lesen; es ist die Grundlage des Wissens.

Nimm dir Zeit, um freundlich zu sein; es ist das Tor zum Glücklichsein.

Nimm dir Zeit, zum Träumen; es ist der Weg zu den Sternen.

Nimm dir Zeit, um zu lieben; es ist die wahre Lebensfreude.

Nimm dir Zeit, um froh zu sein; es ist die Musik der Seele.

Aus dem Irischen

Augenuhr

Idealerweise legst du dich auf den Rücken. Für zwischendurch im Alltag kann die Übung auch im Sitzen – zum Beispiel im Bürostuhl – durchgeführt werden.

Schließe die Augen und fange an, die Augäpfel langsam drei Mal rechts herum und drei Mal links herum zu rollen. Male dir damit ein Ziffernblatt vor das innere Auge. Bestimme selbst dein Tempo. Bewege die Augen zur 12 so weit nach oben wie möglich und lasse sie dann zur 6 springen, wiederhole das sechs Mal. Führe dann die Augäpfel zur 3 und zur 9 und lasse sie auch da sechs Mal hin und her springen.

Lasse die Augen zum Abschluss geschmeidig drei Mal rechts und drei Mal links herum kreisen.

Öffne die Augen behutsam, richte sie wieder nach außen, begleitet von dem Mantra: „Ich habe Zeit".

Empfohlen
Solangst a Freid host.

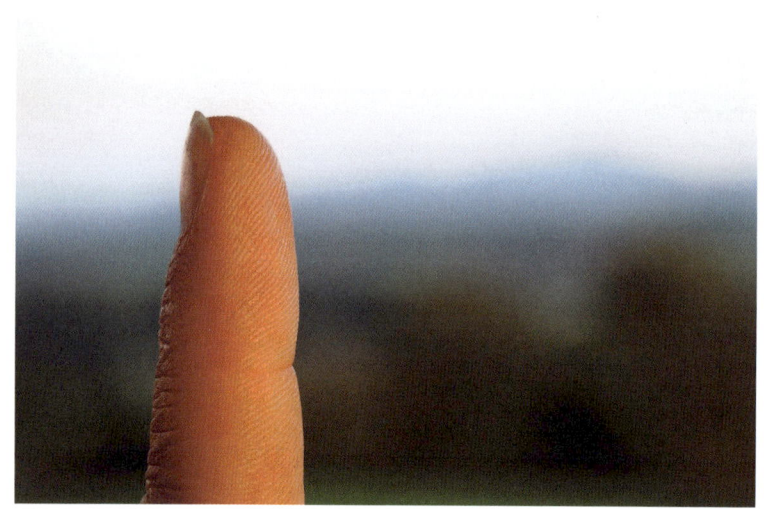

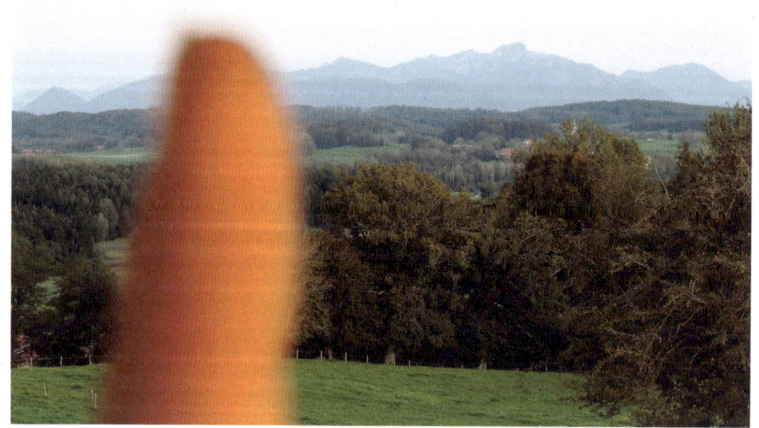

Zoomen

Sitze aufrecht auf einem Stuhl oder stelle dich locker mit hüftbreit geöffneten Beinen hin.

Winkle einen Arm an und strecke den Zeigefinger nach oben. Fixiere den Finger mit den Augen und achte darauf, dass der Blick mittig ausgerichtet ist. Verweile drei ruhige Atemwellen. Wende deinen Blick dann in die Weite und suche dir dort einen Fixpunkt wie einen Baum in der Natur oder im Zimmer ein Bild oder einen Gegenstand, der weit entfernt steht. Verweile wieder drei Atemwellen. Schaue abwechselnd auf den Finger in der Nähe und den Gegenstand in der Ferne hin und her.

Senke den Arm und lasse die Augen geschlossen ruhen, bevor du die Übung noch einmal mit dem Zeigefinger der anderen Hand wiederholst.

Augenrollen mit geschlossenen Augen rundet die Übung ab.

Empfohlen
10 Blickwechsel
auf jeder Seite

Extratipp
Die Augenübungen können auch unterwegs im Zug oder in der U-Bahn auf dem Weg zur Arbeit durchgeführt werden – alles, was man dazu braucht, hat man immer dabei!

Lange Weile

Als Kind war mir oft langweilig – schließlich hatten wir noch keine Tablets, Handys oder iPads, die wir zur ständigen Unterhaltung bei uns tragen konnten. Trotzdem kam mir der Satz „Mir is' soo langweilig" nur selten über die Lippen – denn sonst gab's ja von den Erwachsenen gleich Arbeit. Also lebte ich meine lange Weile aus. Beim Versteckspielen mit den Nachbarskindern hockte ich oft geschickt versteckt eine halbe Stunde lang in der Scheune im Dunklen.

Dabei habe ich es immer wieder genossen, meine Atmung, das Herzklopfen, den Geruch jedes Mal aufs Neue zu erleben. Ich bin heute noch sehr dankbar für diese Erlebnisse – vielleicht fällt mir deshalb das Meditieren so leicht!

Wie viel Abwechslung wir doch meinen, zu brauchen – uns wird ja soo schnell langweilig! Als ich vor 30 Jahren begann, Yoga zu unterrichten, war das Angebot von Yogastunden auf dem Land sehr überschaubar. Und heute? Schmunzelnd lese ich Anzeigen von Schnupperangeboten und Infoabenden, bei denen die Teilnehmer erst einmal herausfinden sollen, welches Yoga zu ihnen passt. Immer der gleiche Stil, das wäre wohl langweilig und nicht individuell genug!?

In all den Jahren fiel mir auf, dass „langweilig" eher negativ besetzt ist. Doch zu viel Abwechslung kann das Leben unruhig machen. Wenn man bedenkt, wie oft die Mode wechselt! Wie entspannt kann es doch

* Sich auf dem Boden wälzen.

sein, nach zehn Jahren noch immer die gleiche Yogakleidung zu tragen und sich auch noch wohl darin zu fühlen. Ich trage seit dem 13. Lebensjahr denselben Haarschnitt – bin ich deshalb langweilig? Mir gefällt er immer noch, ich fühle mich damit wohl und er ist auch ein Stück weit mein Markenzeichen geworden.

Sich wohl fühlen mit sich selbst ist kein schneller, kurzer Moment. Es braucht Zeit, lange Weile. Je mehr wir lernen, auf uns selbst zu hören, desto mehr lernen wir auch, unserem Partner und den Mitmenschen überhaupt zu vertrauen. Alles Wesentliche braucht Zeit, um wachsen zu können: das Leben, das Vertrauen in sich selbst, das Vertrautwerden mit den Yogaübungen.

Was für ein Luxus ist es doch, wenn wir heute als Erwachsene in unserem durchgeplanten Alltag einmal Langeweile haben dürfen!

Alle Weisheit ist langsam.

Christian Morgenstern

„Keine Zeit" gibt's nicht …

… im Bayrisch Yoga! Irgendwo lässt sich so eine kleine Reihe immer einbauen – im Flugzeug, im Auto, im Zug, im Büro, beim Zähneputzen oder am Einkaufswagen.

Büro-Yoga

Für die Auszeit im Büro – sich selbst und den Computer runterfahren! Eine kleine Aus-Zeit, die nicht mehr als 10 Minuten in Anspruch nimmt.

- **Augenuhr**
  Für eine besondere Auszeit lege dir Wattepads, die in Rosenwasser getränkt sind, auf die Augen.
- **Seerose**
- **Ziach-Atmung**
- **Fiaß-Hutschn**
- **Flügerl-TÜV**
- **Espresso-Übung**
- **Baam**
- **Sonnenentspannung**
  Übe bei offenen Fenster!

Yoga für Reisende

Nutze die Reise-Zeit in Flugzeug oder Zug auch für eine Reise nach innen. Übungen wie die Waage oder Schwalbe führt man in der Öffentlichkeit lieber nur vor dem geistigen Auge aus. Die Augenübungen dagegen funktionieren wunderbar in öffentlichen Verkehrsmitteln – oder auch im Auto – allerdings nur auf dem Beifahrersitz!

- **Augenuhr**
- **Zoom**
- **Augenkissen**
- **Fiaß-Hutschn** im Sitzen
- **Herz-Summ-Übung** im Sitzen
  Kein Problem, wenn man alleine ist oder sich vor den Mithörenden nix scheißt.
- **Flamenco-Übung**
  Das Fuchteln der Arme über dem Kopf kann man im Flugzeug leicht mit dem Einstellen der Klimaanlage oder im Zug mit dem Gruscheln* am Gepäcknetz rechtfertigen.
- **Wechselseitige Licht-Atmung**
- **Kühlende Atmung**
  Je nach Temperatur, auch um mit klarem Kopf auf Reisen zu gehen.
- **Flexi-Übung**
- **Reißverschlussatmung**

*Kramen

Ab hier können alle Übungen schon im Bett durchgeführt werden – dann braucht man sich danach nur noch umzudrehen.

Yoga vor dem Zubettgehen

- **Wechselseitige Licht-Atmung**
- **Stellung des Kindes**

Yoga für Schlaflose

Im besten Falle kommt man in dieser Übungsreihe nie bis zum Ende. Je früher man wieder einschläft, desto besser!

- **Augenuhr**
- **Zoom**
- **Augenkissen**
- **Ziach-Atmung**
- **Herz-Summ-Übung Im Sitzen**
  Je nachdem, wie ungestört man ist, oder gegebenenfalls dem Nebenschläfer zuliebe halt dazu übergehen, ein Schlaflied zu summen.
- **Wechselseitige Licht-Atmung**
- **Kreiz-Faulenzen**

Schwungvoll in den Morgen

- **Baamstamm roin**
  Macht man am Besten noch vor dem
  ersten Augenaufschlag.
- **Zittergras**
  Damit kann man schon im Bett loslegen.
- **Ha-Atmung** Fenster auf!
- **Dynamische Berg-Hocke-Übung**
- **Espresso-Übung**
- **Buach**
- **Kreiz-Faulenzen**

Betrachte nach der Übungsreihe dein aufgewecktes
Lächeln im Spiegel. Und wenn du immer noch nicht
lächeln kannst, hilft viel kaltes Wasser.

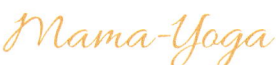

Mama-Yoga

Diese Übungsreihe hilft jeder Mutter, kurzzeitig
auf eine Insel im Alltag zu verschwinden, wo sie
ganz für sich da sein kann.

- **Zittergras**
- **Steg-Plansch-Übung**
- **Haflinger**
- **Berg**
- **Herz-Summ-Übung im Stehen**
- **Flexi-Übung im Stehen**
- **Buach**
- **Wechselseitige Lichtatmung**
- **Kreiz-Faulenzen**

Yoga für Sportler

Diese Übungsreihe nimmt mehr Zeit in Anspruch.
Um es abzukürzen, kann die eine oder andere
Übung in der Mitte auch weggelassen werden.

- **Baamstamm roin**
- **Flamenco-Übung** Hilft beim Lockerwerden.
- **Boot**
- **Berg**
- **Herz-Summ-Übung im Stehen**
- **Waage**
- **Schweiberl** Nur, wer's kann!
- **Kerze**
- **Pflug**
- **Brücke**
- **Kreiz-Dran**
- **Buach**
- **Schaukelstuhl**
- **Schmetterling**
- **Blume**
- **Stern**
- **Sonnenentspannung**

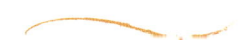

Yoga für Pflegeberufe

Wer sich den ganzen Tag um andere kümmert,
darf mit dieser Übungsreihe sich selbst und
besonders den eigenen Rücken pflegen.

- **Zittergras**
- **Katz**
- **Berg**
- **Himmelloata**
- **Flügerl-TÜV**
- **Flexi-Übung im Stehen**
- **Schaukelstuhl**
- **Regenbogen**
- **Ziach-Atmung**
- **Sonnenentspannung**

Yoga zur Freid

- **Kreiz-Faulenzen**
- **Baamstamm roin**
- **Steg-Plansch-Übung**
- **Schaukelstuhl**
- **Fiaß-Hutschn**
- **Flamenco**
- **Tänzer**
- **Reißverschlussatmung**

Extratipp
*Frisch geputzte Zähne helfen – und Lachen
gehört dazu.*

Meine Lieblings-Yogel-Übungen

Danksagung

Geschmeidigkeit im Körper – das ist eines der Ziele beim Yogeln. Geschmeidig ist auch dieses Buch entstanden. Von der Idee, das Bayrisch Yoga, das ich seit Jahrzehnten in meinen Kursen praktiziere, zu Papier zu bringen bis zum Tag der Erscheinung ist viel Zeit vergangen – aber keine Mühe. Geschmeidig war es für mich vor allem, weil ich einfach meine Übungen zeigen, skizzieren, notieren konnte, ohne mich richtig ums Schreiben kümmern zu müssen. Das hat mir meine Freundin Katrin Stadler abgenommen. In meinen Yogakursen bewundert sie seit 18 Jahren meine Geschmeidigkeit – und genauso hat mich schon immer ihr geschmeidiger Umgang mit der Sprache fasziniert, egal ob in ihren Sendungen beim Bayerischen Rundfunk oder in ihren Liedern und Moderationen bei der Musikkabarettgruppe „Neurosenheimer". Meine Yogastunden haben sie zum legendären Omm-Shak-Dijo-Jodler inspiriert – und den gemeinsam zu singen, hat uns beim Schreiben immer wieder genauso erfrischt wie das Yogeln nebenbei, in der Küche, auf'm Berg oder am und im Seehamer See. So sage ich ihr hier herzlichen Dank und Namaste!

Ein herzliches Dankeschön geht auch an meine Freundin Alexandra Wegmann – ich bin so happy über das gelungene Coverfoto. Großen Dank auch an Christine Müller, Katharina Schwaiger, Julia Antretter (Blütenzeit).

Mein besonderer Dank geht auch an den Verlag frischluft-edition: Katrin Baur mit ihrem Einfühlungsvermögen, dem guten Blick bei den Fotoshootings und dem Frischluft-Einsatz von Michael Reimer.

Tiefe Dankbarkeit empfinde ich auch dafür, in unserem wunderschönen Voralpenland schreiben, leben, unterwegs sein zu dürfen.

Das Bayrisch-Yoga-Buch ist in höchster Freid entstanden. Und genauso viel Freid wünsche ich damit auch allen Leserinnen und Lesern.

Glossar

Impressum

frischluft|edition
Verlag GbR
E-Mail   info@frischluftedition.de
Internet   www.frischluftedition.de

Autorin   Christine Rank
Lektorat   Katrin Stadler, Christine Müller,
             Michael Reimer
Layout   Katrin Baur (grafik-design-oberland.de)
Druck/Repro Lanadruck GmbH

Bildnachweis

Sämtliche Fotos im Innenteil stammen von Katrin Baur.
Ausnahmen:
Alexandra Wegmann: U1
Christine Rank: S.120 (privat)
Christoph Rank: S.42
Katharina Schwaiger: S.26,32,36(3),U4(1)
Michael Reimer: S.2,62,63,68(3),70(3)
Adobe Stock: S.94,101
Pixabay: S.8,11,102

ISBN 978-3-945419-09-0
1. Auflage: © 2021 frischluft|edition, Verlag GbR
Alle Rechte vorbehalten.

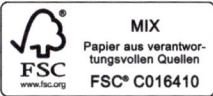

MIX
Papier aus verantwor-
tungsvollen Quellen
FSC® C016410

Diese Produkt besteht aus vorbildlich bewirtschafteten, FSC®-zertifizierten Wäldern und wiedergewonnenem Material.

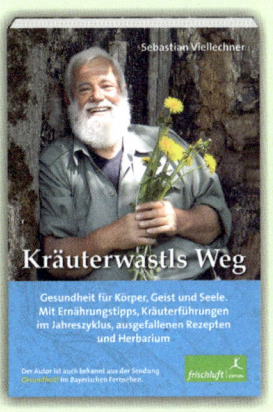
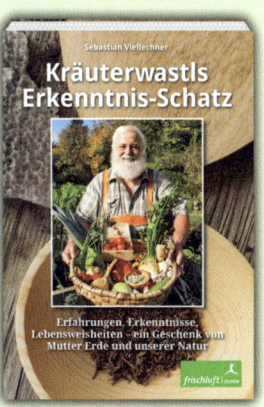
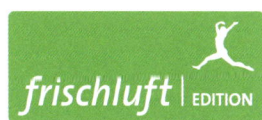

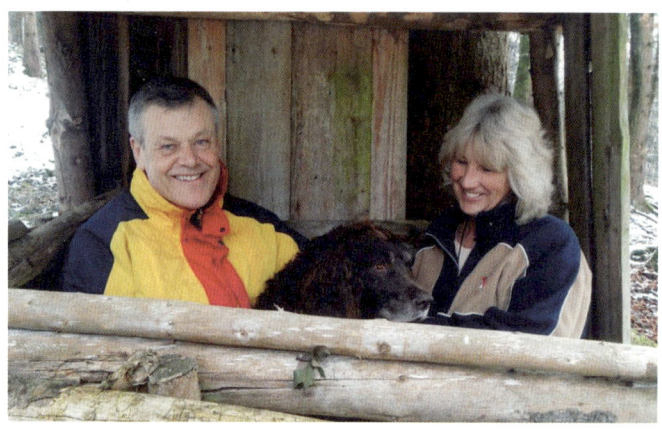

Ich widme dieses Bayrisch-Yoga-Buch meiner Familie – und ganz besonders meinem lieben Mann Hansi, der mich über 40 Jahre begleitet hat; und auch dort, wo er jetzt ist, mir immer neue Kraft schenkt. Seine Naturverbundenheit und sein Glauben an uns, haben mich ganz wesentlich auf dem Weg zum Bayrisch Yoga, zu diesem Buch und auch zu mir geführt. Ohne die Stunden in Stille als junges Mädchen mit ihm auf dem Ansitz, hätte ich meine innere Ruhe in der Natur nicht so kennen- und schätzenlernen können.

So danke ich ihm aus tiefstem Herzen für die Wurzeln, die er wachsen ließ und mir und unseren Söhnen hinterlassen hat.